Christine Schrammek-Drusio

Manuelle Lymphdrainage

Die Autorin **Dr. med. Christine Schrammek-Drusio** ist Ärztin für Hauterkrankungen/Allergologie. Nach dem Medizinstudium erfolgte die Facharztausbildung in der Hautklinik Dortmund unter Prof. Dr. med. Hagen Tronnier.

Das Interesse für die manuelle Lymphdrainage wurde bereits in ihrer Kindheit durch die persönliche Bekanntschaft mit Dr. Vodder geweckt, der auf Einladung ihrer Mutter in Polen Vorträge hielt.
In der Studienzeit Ausbildung in der manuellen Lymphdrainage nach Dr. Vodder in der Feldberg-Klinik (Schwarzwald) durch Dr. Asdonk, den Pionier der manuellen Lymphdrainage. Während ihrer mehrjährigen Praxistätigkeit wandte Dr. med. Christine Schrammek-Drusio die manuelle Lymphdrainage erfolgreich bei verschiedenen dermatologisch-kosmetischen Krankheitsbildern an. Mehrere Jahre lang war sie Vorsitzende des Arbeitskreises Dermatologie/Kosmetik in der Deutschen Gesellschaft für Lymphologie.

Dr. med. Christine Schrammek-Drusio leitet heute die Essener Berufsfachschule für Kosmetik und gleichzeitig das angeschlossene Internationale Fortbildungszentrum für Ganzheitskosmetik, welches als erste Ausbildungsstätte Deutschlands für manuelle Lymphdrainage nach Dr. Vodder von der Deutschen Gesellschaft für Lymphologie autorisiert wurde.

Sie ist eine gefragte Referentin auf nationalen und internationalen Kongressen in europäischen und außereuropäischen Ländern und Autorin zahlreicher Artikel in Fachzeitschriften.

Dr. med. Christine Schrammek-Drusio entwickelte eine Reihe neuer Behandlungsmethoden für Kosmetikerinnen, u.a. die Kräutertiefenschälkur auf rein pflanzlicher Basis.

edition *cosmetics*

Christine Schrammek-Drusio

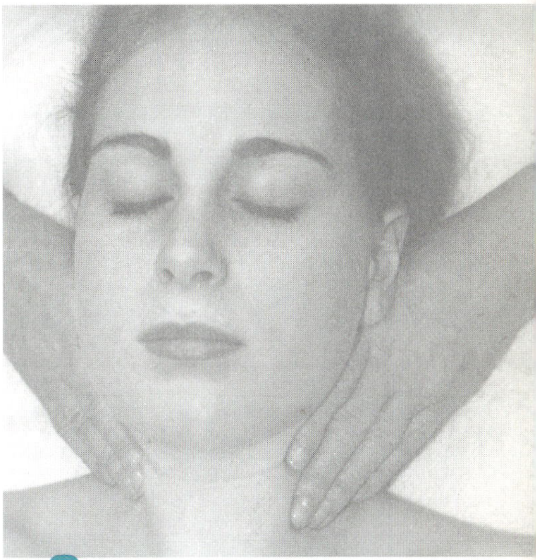

Manuelle Lymphdrainage

in der Ganzheitskosmetik

Ein Praxislehrbuch

Hippokrates

Die Deutsche Bibliothek – CIP Einheitsaufnahme:

Schrammek-Drusio, Christine:
Manuelle Lymphdrainage in der Ganzheitskosmetik : ein Praxislehrbuch / Christine Schrammek-Drusio. – Stuttgart : Hippokrates, 1999
(Edition Cosmetics)
ISBN 3-7773-1307-6

Anschrift der Verfasserin:
Christine Schrammek-Drusio
Kibbelstr. 6
45127 Essen

Redaktion:
Dr. med. Andrea Wülker

Wichtiger Hinweis:
Wie jede Wissenschaft ist die Medizin ständigen Entwicklungen unterworfen. Forschung und klinische Erfahrung erweitern unsere Erkenntnisse, insbesondere was Behandlung und medikamentöse Therapie anbelangt. Soweit in diesem Werk eine Dosierung oder eine Applikation erwähnt wird, darf der Leser zwar darauf vertrauen, daß Autoren, Herausgeber und Verlag große Sorgfalt darauf verwandt haben, daß diese Angabe dem Wissensstand bei Fertigstellung des Werkes entspricht.
Für Angaben über Dosierungsanweisungen und Applikationsformen kann vom Verlag jedoch keine Gewähr übernommen werden. Jeder Benutzer ist angehalten, durch sorgfältige Prüfung der Beipackzettel der verwendeten Präparate und gegebenenfalls nach Konsultation eines Spezialisten festzustellen, ob die dort gegebene Empfehlung für Dosierungen oder die Beachtung von Kontraindikationen gegenüber der Angabe in diesem Buch abweicht. Eine solche Prüfung ist besonders wichtig bei selten verwendeten Präparaten oder solchen, die neu auf den Markt gebracht worden sind. Jede Dosierung oder Applikation erfolgt auf eigene Gefahr des Benutzers. Autoren und Verlag appellieren an jeden Benutzer, ihm etwa auffallende Ungenauigkeiten dem Verlag mitzuteilen. Geschützte Warennamen (Warenzeichen) werden nicht besonders kenntlich gemacht. Aus dem Fehlen eines solchen Hinweises kann also nicht geschlossen werden, daß es sich um einen freien Warennamen handele.

ISBN 3-7773-1307-6

Printed in Germany
Satz: Hofacker DDV GmbH, Schorndorf
Druck: Druckhaus Götz, Ludwigsburg

Sie lesen . . .

. . . . Seite 1:

Wenn Sie sich die notwendigen anatomischen und physiologischen Grundlagen dieses Teils erarbeitet haben, wird Ihnen das Wirkprinzip der Methode klar. Bereits an dieser Stelle erfahren Sie, bei welchen Erkrankungen sich die manuelle Lymphdrainage verbietet.

. . . . Seite 27:

Wie Sie die besten Voraussetzungen für eine optimale Behandlung schaffen und welche Begleitmaßnahmen die manuelle Lymphdrainage sinnvoll ergänzen können, müssen Sie wissen, wenn Sie jetzt Grund- und Spezialgriffe erlernen.

. . . . Seite 43:

Schritt für Schritt sind Sie dabei!
Bild und Text ergänzen sich und geben Ihnen Sicherheit. Jetzt geht es an die Praxis. Wenn Sie mit einem Hautarzt (oder dem Hausarzt Ihrer Kundin) zusammenarbeiten wollen, ist das Kapitel unerläßlich.

. . . . Seite 91:

Überprüfen sie Ihr Wissen selbst und checken Sie die richtige Antworten. Fachbegriffe können Sie gleichfalls nachschlagen.

Inhalt

Die Grundlagen

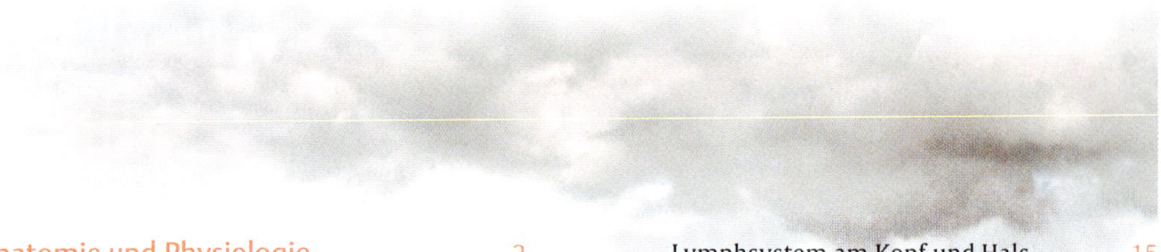

Voraussetzungen und Grifftechniken

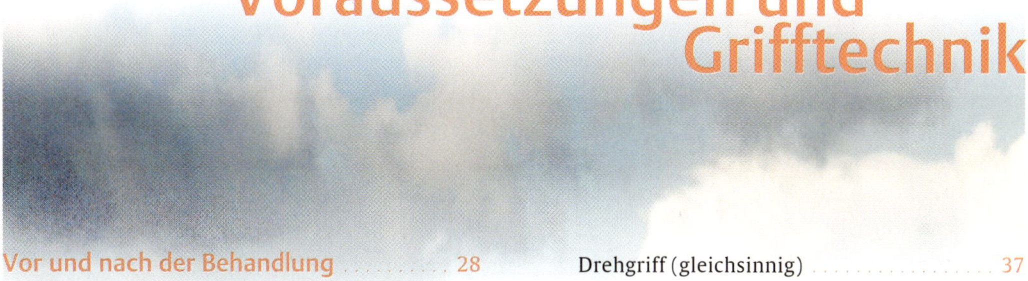

Praxis der manuellen Lymphdrainage

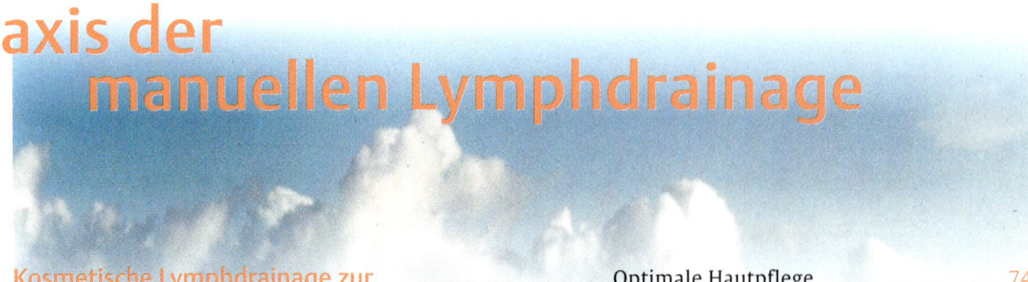

Liebe Leserin, lieber Leser,

manuelle Lymphdrainage bedeutet für die Kundin viel mehr als nur eine angenehme, beruhigende Massage. Warum? Unsere Haut ist heute Schadstoffen und Allergenen aus der Umwelt ausgesetzt wie nie zuvor. Von unserem Immunsystem erwarten wir in der Auseinandersetzung mit Krankheitserregern und Fremdstoffen Höchstleistungen. Und unser Nervensystem ist überstrapaziert, weil im Beruf hohe Anforderungen an uns gestellt werden und weil wir vielleicht gleichzeitig in der Partnerschaft und in der Familie unser Bestes geben möchten.

All diese Streßfaktoren kann die manuelle Lymphdrainage positiv beeinflussen. Beruhigende, rhythmische Massagegriffe bringen die Lymphe zum Fließen und sorgen dafür, daß unser Gewebe entschlackt und die Zellen besser mit Nährstoffen versorgt werden. Was dem Körper schadet, wird zu den Lymphknoten transportiert und dort entsorgt; Abwehrstoffe gelangen viel schneller an den Ort, wo sie gerade gebraucht werden. Und unser angespanntes Nervensystem beruhigt sich unter den harmonischen Behandlungsgriffen, und wir können endlich loslassen und uns entspannen. Ergebnis sind ein frischeres, rosiges Aussehen, ein gestärktes Abwehrsystem und mehr Gelassenheit.

So wie bei der **48jährigen Schauspielerin**, deren Berufs- und Familienleben völlig aus den Fugen geraten war. Sie war überzeugt davon, daß man ihr aufgrund ihres unvorteilhaften Aussehens nur noch zweitklassige Rollen gab und wurde von schlimmen Selbstzweifeln geplagt. Ihre Haut befand sich tatsächlich in einem schlechten Zustand: trocken, fahl, müde und feuchtigkeitsarm wies sie bereits viele Falten und Runzeln auf. Stauungen in der Augengegend, ausgeprägte Augensäckchen und Schatten um die Augen kamen hinzu. Zu allem Überfluß war das Gesicht auch noch mit seborrhoischen Warzen und senilen Angiomen übersät. Diese Veränderungen ließ die Schauspielerin auf den Rat der Kosmetikerin hin bei einem Hautarzt entfernen, dann folgte eine kosmetische Intensivbehandlung mit Schälkuren, verschiedenen Wirkstoffen und regelmäßiger manueller Lymphdrainage. Der Erfolg dieser Kombinationsbehandlung ließ nicht auf sich warten. Augensäckchen und -schatten schwanden unter der manuellen Lymphdrainage, die Haut wirkte frischer, und Falten und Runzeln waren längst nicht mehr so tief. Je zufriedener die Schauspielerin mit ihrem Aussehen sein konnte, um so besser ging es auch ihrem angeknacksten Seelenleben. Am Ende der Behandlung fühlte sie sich wieder als vollwertiges Mitglied ihres Ensembles und ihrer Familie.

Die **Technik** der manuellen Lymphdrainage kann ebensowenig aus einem Buch erlernt werden wie das Spielen eines Musikinstrumentes. Wie bei allen manuellen Behandlungsmethoden und insbesondere bei der manuellen Lymphdrainage mit den speziellen Eigenschaften ihrer Griffe, die sich stark von der konventionellen Massage unterscheiden, ist ein persönlicher Kontakt von Lehrer zu Schüler unabdingbar.

Auch erlernt man die manuelle Lymphdrainage nicht »von heute auf morgen«. Um das richtige Fingerspitzengefühl zu entwickeln, ist **ständiges Üben** erforderlich. Außerdem leuchtet es ein, daß man für ein Verfahren, das so vielfältige Wirkungen auf verschiedene Systeme des Körpers zeigt, einen soliden anatomischen und physiologischen »Hintergrund« braucht und auch von krankhaften (pathologischen) Entwicklungen wie Ödemen etwas verstehen muß. Ohne ein gewisses Maß an **Theorie** geht es also nicht.

Doch die Mühe lohnt sich. Wer die manuelle Lymphdrainage beherrscht, verfügt über eine wunderbare Methode, Klienten mit verschiedenen Hautstörungen oder Streßproblemen wirkungsvoll zu helfen. Heute nimmt die manuelle Lymphdrainage einen festen Platz in der Ganzheitskosmetik und Gesundheitsvorsorge ein und sollte von jeder Kosmetikerin beherrscht werden.

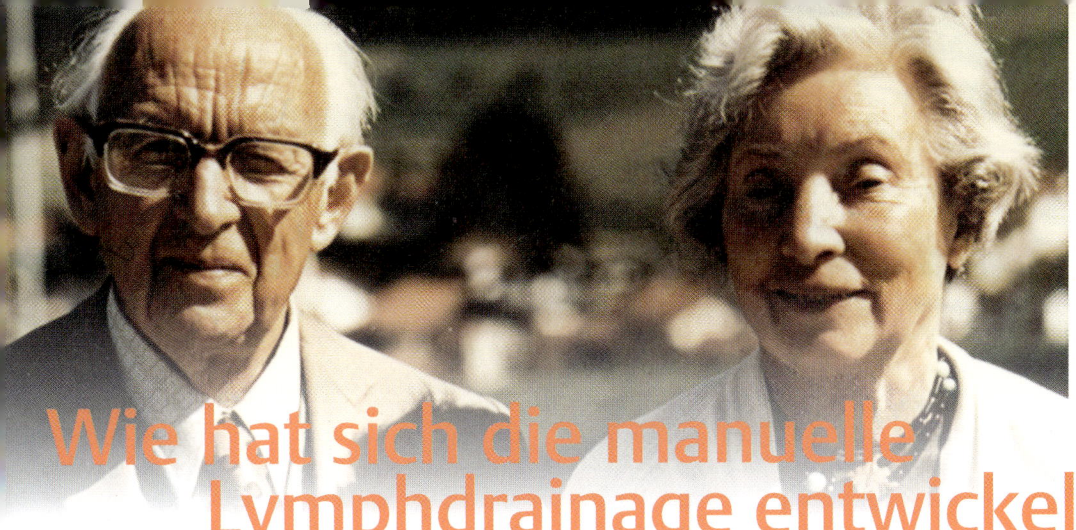

Wie hat sich die manuelle Lymphdrainage entwickelt?

»Erfinder« der manuellen Lymphdrainage war der Däne Dr. phil. Emil Vodder. Er und seine Frau Estrid arbeiteten in den dreißiger Jahren als Masseure an der französischen Riviera. Zu ihren Patienten gehörten viele Lymphatiker, also Menschen mit chronischen Erkältungen, mit Schnupfen, Nasennebenhöhlenentzündungen, unreiner, feuchter Gesichtshaut und geschwollenen Halslymphknoten.
Dr. Vodder erfaßte intuitiv, daß Lymphstauungen Ursache verschiedenster Störungen sind und daß deren gezielte Beseitigung die Beschwerden zum Verschwinden bringen kann.
Noch nahm die Medizin keine Kenntnis von seinen Beobachtungen: es fehlten exakte Forschungsergebnisse.

Dr. Vodder suchte die Verbreitung seiner Methode bei den Kosmetikerinnen und fand dort großes Interesse, Verständnis und Begeisterung. Im Jahre 1957 stellte er anläßlich des Kosmetik-Weltkongresses (CIDESCO) in Wien die manuelle Lymphdrainage der Öffentlichkeit vor. Christine Schrammek, Mutter der Autorin, erkannte sofort, um welche bahnbrechende neue Methode für die Ganzheitskosmetik es sich bei dieser Methode handelte; auf ihre Einladung führte das Ehepaar Vodder erste Seminare für Kosmetikerinnen in Polen durch. Als Leiterin einer Kosmetikschule an der medizinischen Akademie gelang es Christine Schrammek, Mediziner für die manuelle Lymphdrainage zu interessieren. In der Hautklinik der medizinischen Akademie wurden die unterschiedlichsten Hautkrankheiten und -störungen mit Erfolg behandelt.
Etwa gleichzeitig begann die Kosmetikerin und Masseurin Christa Bartetzko in Essen mit der manuellen Lymphdrainage zu arbeiten. Das Schicksal wollte es, daß Dr. Emil Vodder, Christa Bartetzko, die spätere Frau Asdonk, Dr. Johannes Asdonk und Christine Schrammek sich in Essen trafen.
Auf dem langen Weg der Entwicklung der manuellen Lymphdrainage steht unleugbar der Name Asdonk. Ihm ist es zu verdanken, daß die Wirksamkeit der manuellen Lymphdrainage in der Praxis statistisch erfaßt und wissenschaftlich begründet wurde; so gelang es ihm, die Entwicklung der manuellen Lymphdrainage von einer Außenseitermethode zu einem anerkannten Heilverfahren voranzutreiben. Dr. Asdonk konnte namhafte Wissenschaftler wie Professor Kuhnke und Professor Földi für diese Methode gewinnen. Auch andere bekannte Wissenschaftler wie die Professoren Castenholz (Kassel), Gregel (Göttingen), Hutzschenreuther (Ulm), Kubik (Zürich), Saalfeld (Minden), um nur einige zu nennen, leisteten mit ihren Forschungsarbeiten einen großen Beitrag zu der Entwicklung des recht jungen Wissenschaftszweiges – der Lymphologie. 1967 wurde in Essen die Gesellschaft für Manuelle Lymphdrainage nach Dr. Vodder gegründet.

Während der 9. Arbeitstagung der Deutschen Gesellschaft für Manuelle Lymphdrainage im Oktober 1976 wurde der Name in »Deutsche Gesellschaft für Lymphologie« geändert; Kosmetikerinnen wurden in den »Arbeitskreis Dermatologie Ganzheitskosmetik« aufgenommen, deren 1. Vorsitzende die Autorin (Dermatologin/Allergologin) und 2. Vorsitzende Frau Ingeborg Fischer (Kosmetikerin/Hauttherapeutin) wurden. Im Jahre 1970 wurde in Essen von Christine Schrammek die »Dr. Vodder Schule für Manuelle Lymphdrainage« gegründet. Die ersten Seminare an dieser Schule hielten Dr. Vodder und seine Frau Estrid persönlich.
Viele Kosmetikerinnen ließen sich in der manuellen Lymphdrainage ausbilden. Helma Sauer und Christine Schrammek waren die ersten Fachlehrerinnen für manuelle Lymphdrainage und bildeten nicht nur in Deutschland Kosmetikerinnen in der Anwendung aus, sondern auch in Holland, Finnland, Österreich und der Schweiz Fachlehrerinnen, die ihrerseits für die weitere Verbreitung der Methode sorgten.
Christine Schrammek hat in Essen 1976 und 1987 zwei Kongresse organisiert, den letzten unter dem Thema »30 Jahre Erfahrung in der manuellen Lymphdrainage und in der Ganzheitskosmetik«.

Nicht unerwähnt bleiben darf bei der Weiterentwicklung der manuellen Lymphdrainage das Verdienst von vielen Kosmetikerinnen wie Helma Sauer, Dr. Cuypers, H. Hoppe, I. Götze, S. Henke und Ärzten wie Dr. Westphal, Dr. Stricker sowie Masseuren und Physiotherapeuten wie Herrn Wittlinger und Herrn Karling und vielen, vielen anderen, die z. B. ehrenamtlich in Kliniken und Massagepraxen die manuelle Lymphdrainage für Forschungszwecke ausführten und in Aufzeichnungen und Bildmaterial dokumentierten. Ihre Arbeit hat dazu beigetragen, daß die Grifftechniken verbessert wurden und die Wirksamkeit der Methode immer wieder gesteigert sowie die Anwendungsgebiete ausgeweitet werden konnten.

Dr. Asdonk hat bei seiner Arbeit festgestellt, daß er die Vodderschen Griffe zum Teil etwas abwandeln und auch zusätzliche Griffe (wie z. B. die Ödemgriffe nach Bartetzko-Asdonk und Asdonk) in die Therapie einführen mußte, um einen optimalen Erfolg bei der Behandlung von Ödemen zu erzielen. Neben der manuellen Lymphdrainage werden heute noch andere therapeutische Mittel bei der physikalischen Ödemtherapie hinzugezogen. Speziell ausgebildete Lymphtherapeuten wenden heute in Kliniken und Praxen dieses Behandlungskonzept an bei Erkrankungen, die mit Ödemen einhergehen.
Dr. Asdonk bekam für seine Verdienste um die Therapieform Lymphdrainage 1986 das Bundesverdienstkreuz 1. Klasse verliehen.

Wenn Sie sich die Theorie angeeignet haben, werden Sie leicht nachvollziehen können, warum die manuelle Lymphdrainage auf so vielfältige Wiese positiv auf die Haut, den ganzen Körper und auf die Psyche wirkt. Außderdem sagen wir Ihnen, bei welchen Erkrankungen die manuelle Lymphdrainage nur mit Einschränkung oder gar nicht eingesetzt werden darf.

Die Grundlagen

Anatomie und Physiologie

Immunsystem

Unser Körper muß sich täglich mit vielen Krankheitserregern und Fremdstoffen aus der Umwelt auseinandersetzen. Das Immunsystem kann unterscheiden, was **körpereigen** und was **fremd** ist und so Schädliches abwehren. Dieses Abwehrsystem setzt sich aus vielen verschiedenen Immunzellen zusammen, wobei das Knochenmark ständig für Nachschub sorgt. Neben dieser zellulären Abwehr gibt es das humorale Verteidigungssystem, das aus in Körperflüssigkeiten gelösten Stoffen besteht.
Der Thymus, eine Drüse, die hinter dem Brustbein liegt, Lymphknoten, Milz, Mandeln und Darm gelten als wichtige Abwehrstätten. Jeder Mensch besitzt ein unspezifisches (angeborenes) Abwehrsystem und eine spezifische Abwehr, die im Laufe des Lebens erworben wird.
Eine ganz wichtige Rolle bei der **unspezifischen Abwehr** spielen die Freßzellen (Makrophagen, Monozyten). Wie »Müllschlucker« nehmen sie alles in sich auf, was nicht in den Körper gehört: Viren, Bakterien, aber auch anorganische Partikel. Wenn dieser Vorgang (Phagozytose) nicht richtig funktioniert, ist eine erhöhte Infektanfälligkeit die Folge. Natürliche Killerzellen sind für die unspezifische Abwehr von Viren zuständig, und gelöste Stoffe wie Interferone und Interleukine tragen ebenfalls zur unspezifischen Immunität bei.

Neben dieser unspezifischen Abwehr, die schon eine ganze Reihe von Krankheitskeimen und Fremdstoffen unschädlich macht, gibt es noch die **spezifische Abwehr**. Im Knochenmark gebildete Lymphozyten werden im Thymus (T-Lymphozyten) oder an anderer Stelle (B-Lymphozyten) für die immunologische Abwehr geprägt. Diese beiden Lymphozytenarten findet man vor allem in den Lymphknoten (s. S. 12 ff.) und in der Milz. Von dort gelangen sie ins Lymphsystem und in den Blutkreislauf, wo sie auf Viren, Bakterien und andere Schadstoffe »lauern«. Kommt nun der Lymphozyt mit einem solchen Antigen (Fremdstoff) in Kontakt, beginnt er mit der Produktion von Abwehrkörpern (Antikörpern), die ganz speziell gegen dieses eine Antigen wirken und es außer Gefecht setzen. Der Körper »merkt« sich, wie das Antigen, z. B. das Masernvirus, beschaffen war. Beim Erstkontakt erkrankt der Betreffende an Masern; kommt er später wieder mit Masernviren in Kontakt, setzt schlagartig die Antikörperproduktion ein, und eine erneute Erkrankung bleibt aus. Der Körper ist also immun gegen den Erreger.

Ob jemand besonders infektanfällig ist oder nicht, hängt von der Gesamtheit seiner Abwehr-

Wichtige Komponenten des spezifischen und unspezifischen Abwehrsystems

- **Unspezifische Abwehr**
  - Freßzellen (Phagozyten)
  - natürliche Killerzellen
  - Inferone, Interleukine
- **Spezifische Abwehr**
  - T-Lymphozyten, B-Lymphozyten
  - Spezifische Abwehrstoffe (Antikörper) gegen Fremdstoffe (Antigene)

kräfte ab. Ernährung, seelische und körperliche Belastungen und andere Faktoren spielen hier eine wichtige Rolle.

Experten sind sich jedenfalls einig, daß man mit Hilfe der manuellen Lymphdrainage die Abwehrkräfte stärken kann, indem man den Lymphfluß fördert und so dafür sorgt, daß schädliche Substanzen nicht im Gewebe liegenbleiben, sondern rasch in die Lymphknoten gelangen und dort entsorgt werden.

Unser Abwehrsystem ist lebensnotwendig, weil es uns vor Infektionen und vor dem Einfluß schädlicher Stoffe schützt. Andererseits kann das Immunsystem auch Abwehrstoffe gegen Nahrungsmittel oder gegen harmlose Substanzen bilden, mit denen wir täglich in Berührung kommen, und wir reagieren dann beispielsweise **allergisch** auf Kuhmilch, Fisch, Erdbeeren oder auch auf Hausstaub, Schimmelpilze oder Gräserpollen. Wenn das Immunsystem auf solche Allergene **überschießend** reagiert, kann das zu Hautveränderungen, Heuschnupfen, Asthma oder sogar zum allergischen Schock führen.

Bindegewebe

Ein ganz wichtiges »Arbeitsgebiet« der manuellen Lymphdrainage stellt das Bindegewebe dar. Strenggenommen gehören zum Bindegewebe auch Knochen-, Knorpel- und Fettgewebe. Für die manuelle Lymphdrainage ist aber das lockere Bindegewebe viel interessanter, das als Füll- und Gleitgewebe im ganzen Körper vorkommt und aus verschiedenen Zellen, Fasern und Grundsubstanz besteht.
Die wichtigsten Zellen im Bindegewebe sind die Fibrozyten und ihre Vorstufen, die Fibroblasten. Fibroblasten bilden Kollagen-, Retikulin- und elastische **Fasern**, die in den Interzellularraum abgegeben werden und dort ein Fasernetz aufbauen. Wird die Elastizität dieser Fasern übermäßig beansprucht, reißen sie, und es entstehen beispielsweise Schwangerschaftsstreifen an der Haut.
Fibroblasten produzieren aber nicht nur Fasern, sie sind auch für die Bildung der gallertartigen **Grundsubstanz** verantwortlich. In erster Linie besteht diese Grundsubstanz aus Wasser, sie enthält aber auch Eiweiß, Kohlenhydrate, Mineralien und andere Stoffe.

Eingebettet in das lockere Bindegewebe finden sich Blut- und Lymphkapillaren. Nährstoffe und Sauerstoff, die aus der Blutkapillare zur Körperzelle gelangen sollen, müssen also das Bindegewebe passieren. Umgekehrt müssen Stoffwechselabbauprodukte (Schlackenstoffe) aus der Zelle durch das Bindegewebe in die venöse Kapillare oder in die Lymphkapillare transportiert werden, damit sie entsorgt werden können. Das Bindegewebe ist also eine ganz wichtige Transitstrecke. Es leuchtet ein, daß der **Stoffaustausch** zwischen Blut und Zelle und damit der Stoffwechsel der Zellen empfindlich gestört wird, wenn beispielsweise ein Ödem die Transitstrecke verlängert.

Überschüssige Gewebsflüssigkeit behindert die Versorgung der Zellen.

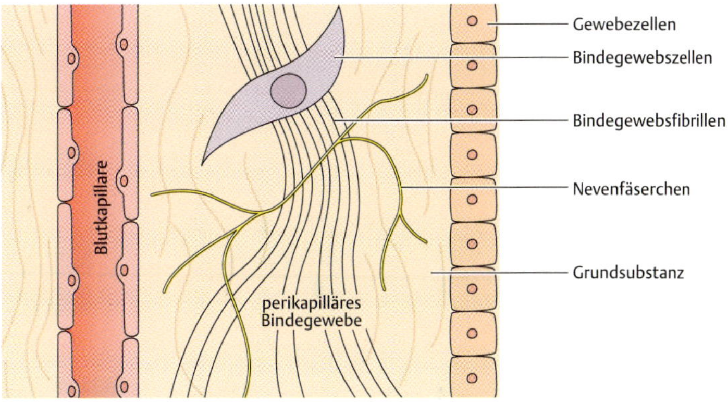

Transitstrecke des Stoffaustausches.

Mit der manuellen Lymphdrainage können überschüssige Gewebsflüssigkeit und gelöste Stoffe entfernt und so indirekt der Stoffwechsel verbessert werden.

Außer den Kapillaren sind auch winzige Nervenäste des vegetativen Nervensystems ins Bindegewebe eingelagert. Diese Nervenbahnen melden einerseits dem Gehirn, in welchem Zustand sich die »Transitstrecke« befindet – andererseits stellen sie auch den Kontakt zwischen dem Bindegewebe und allen anderen Körpersystemen her. So erklären sich die Fernwirkungen der manuellen Lymphdrainage.

Körperwasser und Stofftransport

Unser Körper besteht gut zur Hälfte aus Wasser, das sich auf verschiedene »Kompartimente« verteilt:

- Etwa drei Fünftel des Wassers ist in den Körperzellen enthalten (Intrazellulärraum).
- Die übrigen zwei Fünftel fließen entweder in unseren Blutgefäßen oder umspülen die Körperzellen im Zwischenzellraum (Interstitium).

Der Flüssigkeitsaustausch zwischen Blutgefäßen und Gewebe dient der Versorgung der Zellen mit Nährstoffen und dem Abtransport der Stoffwechselabfälle. Dieser Austausch erfolgt durch verschiedene Mechanismen.

Diffusion

Zu den passiven Transportmechanismen gehört die Diffusion. Sie beruht auf der **Eigenbewegung** von Gasen oder gelösten Substanzen. Ein effektiver Transport funktioniert aber nur, wenn ein **Konzentrationsgefälle** zwischen Ausgangsort und Umgebung besteht: Gibt man einen Tropfen Tinte in ein wassergefülltes Glas, so verteilt sich die Tinte so lange, bis im ganzen Gefäß die Konzentration der Tinte gleich groß und damit die Flüssigkeit einheitlich blau ist.

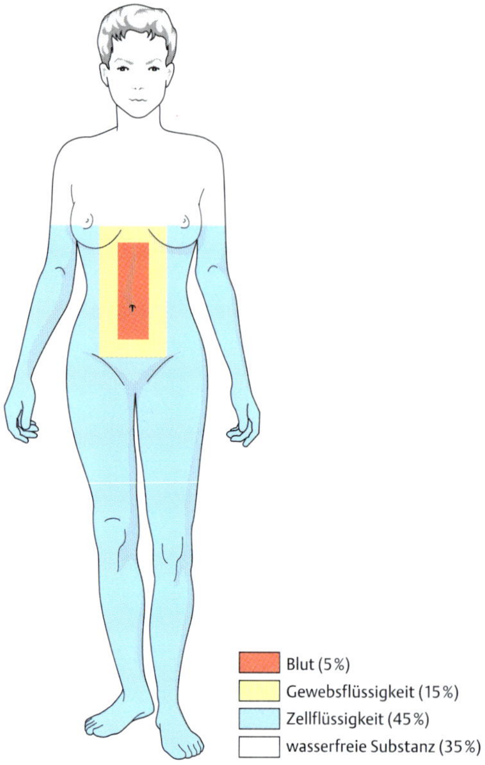

Flüssigkeitsverteilung im Organismus.

In Gasen funktioniert die Diffusion als Transportmechanismus gut, in Flüssigkeiten läuft sie weniger rasch ab. Wie effektiv die Diffusion erfolgt, hängt zudem von weiteren Faktoren ab:

- Von der Temperatur – je höher die Temperatur, um so rascher durchmischen sich Teilchen.
- Von der elektrischen Ladung der Teilchen.
- Von der Größe der Teilchen – große Moleküle bewegen sich träger als kleine.

Die Blutkapillarwand ist für manche Stoffe (Wasser, Salze, Gase) vollkommen durchlässig (permeabel). So kann ein ständiger Konzentrationsausgleich zwischen Blut und Zwischenzellraum erfolgen.

Filtration

Herrscht ein **Druckunterschied** zwischen beiden Seiten einer **Membran**, kann Flüssigkeit durch diese Trennwand hindurchgepreßt werden. Natürlich vorausgesetzt, daß die Membran auch wasserdurchlässig ist.
Bei hohem Blutdruck in den Blutkapillaren und geringem Druck im Zwischenzellraum (Interstitium) tritt Flüssigkeit aus dem Gefäß aus. Allerdings können nicht alle im Plasma gelösten Stoffe ins Interstitium filtriert werden. Die meisten Eiweißkörper müssen beispielsweise im Blut zurückbleiben, weil die Poren in der Kapillarwand für sie zu klein sind.

Osmose

Trennt man zwei Lösungen unterschiedlicher Konzentration durch eine **halbdurchlässige** (semipermeable) **Membran**, wandert das Lösungsmittel, z. B. Wasser, auf die Seite der höheren Konzentration, bis die Konzentrationsunterschiede ausgeglichen sind.

Onkotischer Sog

Die großen **Eiweißmoleküle** des Blutes binden gerne Wasser an sich. Dies verhindert, daß durch den Blutdruck in den Kapillaren zuviel Wasser ins Interstitium filtriert wird – man spricht vom »onkotischen Sog« der Eiweißkörper.
Auch im Interstitium liegen einige Eiweißkörper vor, aber deren onkotischer Sog ist viel geringer und beträgt im Normalfall weniger als ein Zehntel des onkotischen Sogs der Blutplasma-Eiweiße.

Homöostase

Homöostase bedeutet **Gleichgewicht** der physiologischen Körperfunktionen. Körperzellen werden von der interstitiellen Flüssigkeit umspült. Damit die Zelle richtig funktioniert, müssen Menge und Zusammensetzung dieser Flüssigkeit möglichst konstant bleiben – bei »Störfällen« versucht der Körper über verschiedene Regulationsmechanismen, das Gleichgewicht möglichst rasch wieder herzustellen.

Was den Transport von Stoffen zwischen Blutbahn und Interstitium, das alle Körperzellen umgibt, anbelangt, kann man vereinfachend sagen:

- Der Blutdruck in der Kapillare und der (geringe) onkotische Sog der Eiweiße im Interstitium bewirken zusammen, daß Stoffe filtriert werden, also aus der Kapillare in den Zwischenzellraum austreten.
- Der (starke) onkotische Sog der Eiweißkörper in der Blutbahn und der Druck im Gewebe sorgen dafür, daß Stoffe aus dem Interstitium wieder in die Kapillare eintreten, also reabsorbiert werden.

Ist einer dieser Mechanismen gestört, gerät das Gleichgewicht aus den Fugen mit allen damit verbundenen ungünstigen Folgen: Wenn z. B. durch Mangelernährung der Eiweißgehalt des Blutplasmas abnimmt, läßt der onkotische Sog des Blutes nach. Die Reabsorption funktioniert nur noch teilweise, es bleibt vermehrt Flüssigkeit im Gewebe liegen, und ein Ödem (s. S. 20 ff.) kann entstehen.

Herz-Kreislauf-System

Im Gegensatz zum Lymphgefäßsystem bilden Herz und Kreislauf ein **geschlossenes** Röhrensystem. Das Herz dient dabei als »Motor«, der das Blut durch die Gefäße pumpt.
Das Herz besteht aus linkem Vorhof und linker Herzkammer sowie rechtem Vorhof und rechter Herzkammer.

Die **linke** Herzkammer pumpt sauerstoffreiches (hellrotes) Blut in die große **Körperschlagader**, die Aorta. Von der Aorta gehen Arterien ab, die sich weiter in Arteriolen aufzweigen. Arteriolen fächern sich in Kapillaren (Haargefäße) auf, die sich zu Venolen vereinigen. Von den Venolen fließt das sauerstoffarme Blut in kleine, dann in große Venen, um schließlich über die untere und obere Hohlvene ins rechte Herz zu gelangen.

Die **rechte** Herzkammer pumpt das sauerstoffarme Blut, das aus dem Körper zurückgeflossen ist, in die **Lunge**, wo es mit frischem Sauerstoff versorgt wird. Über die Lungenvenen fließt dieses sauerstoffreiche Blut in den linken Vorhof und in die linke Herzkammer, von wo es erneut in die Aorta gelangt: ein neuer Umlauf kann beginnen.

Als Herzzeitvolumen bezeichnet man das Blutvolumen, das pro Zeiteinheit vom Herzen ausgeworfen wird (Herzfrequenz mal Schlagvolumen). In Ruhe sind das etwa 5 l/min. Steigt die Herzfrequenz – z. B. beim Sport – kann das Herzzeitvolumen um ein Vielfaches ansteigen.
Das vom Herzen in den großen Kreislauf gepumpte Blut verteilt sich auf verschiedene parallel geschaltete Organsysteme: Gehirn, Niere, Magen-Darm-Trakt, Skelettmuskeln, Haut etc. Mit wieviel Blut jedes Organ versorgt wird, hängt einerseits von dessen Lebenswichtigkeit ab, andererseits vom aktuellen Bedarf. Bei intensiver körperlicher Betätigung sind beispielsweise die Muskeln besonders gut durchblutet, bei hoher Außentemperatur – wenn wir uns etwa in der Sauna aufhalten – die Haut.

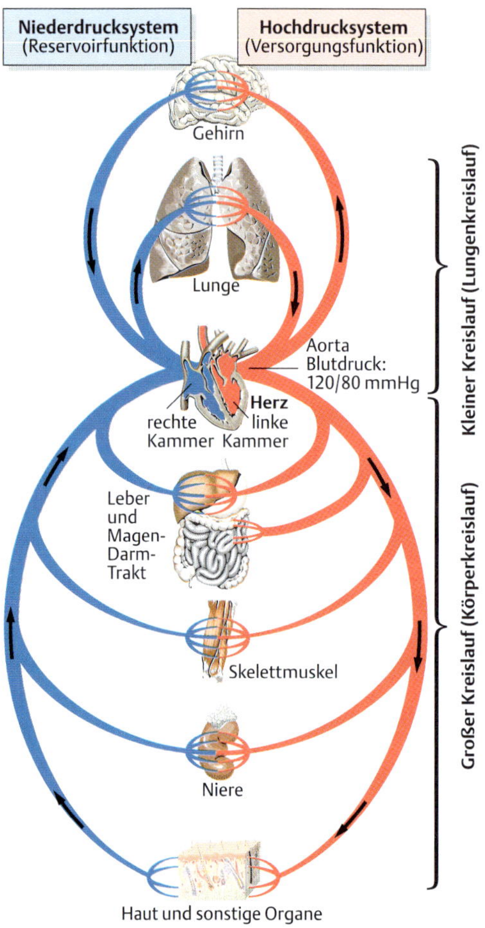

Rechtes und linkes Herz mit großem und kleinem Kreislauf, Arterien, Arteriolen, Kapillarnetz, Venolen, Venen.

Arterien

Da das Blut aus dem Herzen kräftig in die Aorta und in die Arterien gepumpt wird, herrscht in diesen Gefäßen ein relativ **hoher Blutdruck** – in der Aorta etwa 120/80 mm Hg. Arterien bezeichnet man auch als »Schlagadern«, da man nur an diesen Gefäßen den Puls tasten kann: z. B. am Handgelenk, am Hals, in der Kniekehle oder auch am Fußrücken.
Die Arterien gehören zum Hochdrucksystem des Kreislaufs. Dem entspricht der Aufbau ihrer Wand, die aus drei Schichten besteht: Intima (mit Endothelzellen), Media (kräftige Schicht mit glatten Muskelzellen und elastischen Lamellen) und Adventitia (kollagene und elastische Fasern). Wenn sich die Muskulatur in der Gefäßwand zusammenzieht, verringert sich der Innendurchmesser des Gefäßes und die Durchblutung wird schlechter. Die **Muskelanteile** in den Arterienwänden regulieren den Kreislauf damit ganz wesentlich.

Als **Arteriolen** bezeichnet man die kleinsten Arterien unmittelbar vor den Kapillaren. Der Blutdruck ist in den Arteriolen bereits viel niedriger als in den Arterien. Je nach Weite der einzelnen Arteriolen fließt mehr oder weniger Blut in die sich anschließenden Kapillaren.

Kapillaren

Diese feinen Haargefäße sind für die **Versorgung der Zellen** zuständig. Das Blut strömt in den Kapillaren sehr langsam. Die Gefäßwand besteht hauptsächlich aus Endothelzellen, die stellenweise gefenstert sind. Durch diese Poren können Wasser und gelöste Stoffe in den Zwischenzellraum (Interstitium) filtriert werden, die für die Ernährung der Körperzellen wichtig sind.

Jeden Tag gelangen auf diese Weise etwa 20 l Flüssigkeit ins Interstitium, davon werden rund 18 l von den Kapillaren wieder aufgenommen. Die übrigen 2 l werden vom Lymphgefäßsystem zurück in den venösen Blutkreislauf transportiert.

Venen

Nachdem die Körperzellen über die Kapillaren mit Sauerstoff und Nährstoffen versorgt wurden, haben Venolen und Venen die Aufgabe, das nun **sauerstoffarme** (dunkelrote) und **schlackenstoffreiche** Blut zu sammeln und zum rechten Herzen zurückzuführen.
Der Blutdruck ist in den Venen im Vergleich zum arteriellen System sehr gering: mißt man in der Aorta etwa 120/80 mmHg, so beträgt der Druck in den Venen durchschnittlich nur ca. 15 mm Hg (**Niederdrucksystem**). Venen sind sehr dehnbar und dienen daher auch als Blutspeicher.

Die Wand der Venen ist dünner als die der Arterien, die Muskulatur spärlicher ausgebildet. Da das Blut aus vielen Körperteilen gegen die Schwerkraft zum Herzen zurücktransportiert werden muß, sind taschenförmige **Venenklappen** notwendig, die verhindern, daß das Blut in die Körperperipherie zurückfließt. Gut funktionierende Venenklappen sind gerade für Menschen sehr wichtig, die Stehberufe ausüben. Beim Gehen, Laufen und beim Sport sorgt außerdem die **Muskeltätigkeit** dafür, daß das Blut aus den Beinen zum Herzen zurückgelangt (»Muskelpumpe«).

Blut

Etwa 5 bis 6 l Blut fließen durch unsere Gefäße. Die Blutkörperchen machen knapp die Hälfte der Blutmenge aus, der übrige Anteil besteht aus Plasma, der flüssigen Phase des Blutes.
Das Blut erfüllt eine ganze Reihe von wichtigen Aufgaben, z. B. folgende:

- Transport von Wärme.
- Transport von Nährstoffen, Elektrolyten, Stoffwechselprodukten, Sauerstoff und Kohlendioxid.
- Signalübermittlung durch Hormone.
- Abwehr von Krankheitserregern und körperfremden Stoffen.

Plasma besteht aus Wasser, in dem Proteine (Albumin, Globuline, Gerinnungsfaktoren), Ionen (Na^+, Cl^- etc.) und ungeladene Stoffe (Glukose, Harnstoff) gelöst sind.

Erythrozyten, die roten Blutkörperchen, werden im Knochenmark gebildet. Diese scheibchenförmigen Zellen messen etwa 7 × 2 µm (sind also größer als der Kapillardurchmesser), lassen sich aber gut verformen, so daß sie durch die Kapillaren regelrecht »hindurchgezwängt« werden können. Erythrozyten enthalten den roten Blutfarbstoff, das Hämoglobin, an das Sauerstoff gebunden werden kann. Hauptaufgabe der roten Blutkörperchen ist der Transport von **Sauerstoff** und **Kohlendioxid** zwischen Lunge und Gewebe.

Die **Blutplättchen** (Thrombozyten) stammen aus dem Knochenmark. Sie sind nur etwa 1 bis 4 µm groß und erfüllen wichtige Funktionen bei der Blutgerinnung.

Bei den **weißen Blutkörperchen** (Leukozyten) unterscheidet man eine Reihe verschiedener Zellarten. Granulozyten dienen in erster Linie der Infektabwehr. Neutrophile Granulozyten sind die zahlenmäßig am stärksten vertretenen weißen Blutkörperchen. Wo immer im Körper eine Infektion oder Entzündung stattfindet – sofort sind neutrophile Granulozyten zur Stelle,

welche die Blutbahn verlassen und Krankheitskeime phagozytieren können (Freßzellen). Eosinophile und basophile Granulozyten sind im Blut viel seltener anzutreffen. Eosinophile Granulozyten können Immunkomplexe unschädlich machen. Deshalb findet man sie vermehrt bei allergischen Reaktionen im Blut.
Lymphozyten machen etwa ein Drittel der weißen Blutkörperchen aus. Ihre Vorläuferzellen stammen aus dem Knochenmark, die Entwicklung der Lymphozyten findet dann aber u. a. in den Lymphknoten und in der Milz statt. Lymphozyten erfüllen verschiedene Funktionen bei der Abwehr von Krankheitskeimen (s. S. 2 f.).
Monozyten sind die »Riesen« unter den weißen Blutzellen. Sie zählen ebenfalls zu den Freßzellen, die Schadstoffe, Krankheitserreger und Gewebstrümmer aufnehmen und verdauen können.

Vegetatives Nervensystem

Dieser Teil unseres Nervensystems ist durch unseren Willen nicht zu beeinflussen. Er regelt **unbewußt** die Funktion der inneren Organe und deren Anpassung an bestimmte äußere Bedingungen. Wir unterscheiden zwei Anteile des vegetativen Nervensystems mit unterschiedlicher, meist entgegengesetzter Funktion: den Sympathikus und den Parasympathikus.

Das **sympathische Nervensystem** treibt im allgemeinen die Organe zu größerer **Leistungsfähigkeit** hin: der Herzschlag beschleunigt sich, die Reaktionsgeschwindigkeit steigt. Die Blutgefäße der Haut verengen sich, dadurch steigt die Körpertemperatur, und die Leistungsfähigkeit der Muskulatur nimmt zu. Die Verdauungstätigkeit verlangsamt sich. Ein aktiver Sympathikus versetzt uns in Kampfbereitschaft, löst Wut und Aggressivität aus.

Sein Gegenspieler, der **Parasympathikus**, stellt den Körper dagegen auf **Ruhe** und **Schonung** ein. Der Herzschlag verlangsamt sich, die Verdauungstätigkeit setzt wieder ein.

Durch verschiedene Untersuchungen ist erwiesen, daß durch die Gewebsverformung bei der manuellen Lymphdrainage das parasympathische Nervensystem mit seiner aufbaufördernden, regenerierenden und erholenden Wirkung aktiviert wird.

Test Fragen

1. Nennen Sie die wichtigsten Immunorgane.
2. Wie funktioniert das unspezifische, wie das spezifische Abwehrsystem?
3. Wie ist das lockere Bindegewebe aufgebaut?
4. Warum ist das Bindegewebe für die Ernährung der Körperzellen wichtig?
5. Was kann man mit der manuellen Lymphdrainage im Bindegewebe bewirken?
6. Welche Mechanismen sorgen dafür, daß Flüssigkeit aus der Blutkapillare austritt?
7. Welche Mechanismen bewirken, daß Flüssigkeit aus dem Interstitium in die Blutkapillare reabsorbiert wird?
8. Welchen Weg nimmt das Blut durch Herz und Kreislauf?
9. Was sind die typischen Merkmale und Aufgaben von Arterien, Venen und Kapillaren?
10. Welche Funktion üben rote und weiße Blutkörperchen sowie Blutplättchen aus?

Auflösung der Testfragen auf S. 91 ff.

Lymphsystem

Nicht alle Bestandteile der Gewebsflüssigkeit können aus dem Interstitium zurück in die Blutkapillaren gelangen. Hauptaufgabe des Lymphgefäßsystems ist es, diese Produkte aufzunehmen, zu sammeln und schließlich in den venösen Blutkreislauf zurückzuführen.

Im Normalfall werden auf diese Weise täglich etwa 2 bis 4 Liter Gewebsflüssigkeit drainiert. Der Aufbau des Lymphgefäßsystems wird dieser Aufgabe gerecht: im Gegensatz zum Blutkreislauf ist es nämlich kein geschlossenes System, sondern ein **offener Gefäßbaum**, dessen kleinste Ästchen blind im Gewebe beginnen.

Das Lymphgefäßsystem gliedert sich in vier Abschnitte, die sich sowohl in der Größe der Gefäße als auch in ihrer Funktion unterscheiden.

1. Lymphkapillaren
2. Präkollektoren
3. Kollektoren (Lymphsammelgefäße)
4. Lymphstämme

Die Lymphkapillaren dienen der **Lymphbildung**, die Kollektoren und Lymphstämme dem **Transport**. Die Präkollektoren üben eine Doppelfunktion aus. Einerseits können sie der Lymphbildung dienen und andererseits eine Transportfunktion ausüben (s. S. 10 f.)

Lymphkapillaren

Die kleinsten Lymphgefäße sind die wie ein Netz im Interstitium liegenden Lymphkapillaren. Sie ragen wie **offene Handschuhfinger** ins Gewebe. Die Wand der Lymphkapillaren besteht – ähnlich wie die der Blutkapillaren – aus Endothelzellen. Diese Endothelzellen sind nicht fest miteinander verbunden, sondern besitzen freie, sich überlappende Ränder, die sich nach innen und außen bewegen können (**Flatterventile**). Die Endothelzellen sind mit feinen, undehnbaren Fasern, den sogenannten Ankerfilamenten im umliegenden Bindegewebe befestigt. Steigt nun der Gewebedruck, wird das Bindegewebe auseinander gedrängt, und die undehnbaren Filamente ziehen die Endothelzellen auseinander. Auf diese Weise entstehen Öffnungen in der Lymphkapillarwand, die so groß sind, daß nicht nur Gewebsflüssigkeit in das Lymphgefäßsystem einströmen kann, sondern auch größere Partikel aufgenommen werden können (**Lymphbildung**).

Im Gegensatz zur Blutkapillare, die durch einen gestiegenen Gewebedruck zusammengedrückt wird, öffnet sich die Lymphkapillare also, wenn der Druck im Gewebe zunimmt.

Wenn nun eine entsprechende Menge Flüssigkeit durch das Lymphgefäßsystem abtransportiert wurde, sinkt auch der Druck im Gewebe, und die Öffnungen in den Lymphkapillaren schließen sich wieder. Die Lymphkapillaren besitzen keine Klappen, so daß die Lymphe in alle Richtungen fließen kann.

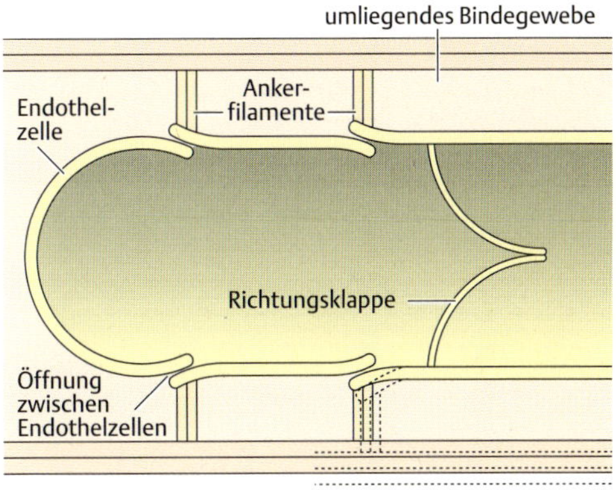

Lymphkapillare. Zwischen den Endothelzellen sind Öffnungen, durch die die Gewebsflüssigkeit in die Kapillare strömen kann.

Präkollektoren (Vorsammler)

Die Präkollektoren nehmen die Lymphe aus einem begrenzten Bereich des Lymphkapillarnetzes auf und leiten sie in die sich anschließenden Kollektoren weiter. Funktionell betrachtet, nehmen die Präkollektoren eine Mittelstellung zwischen Kapillaren und Kollektoren ein. Ihre

Wandabschnitte können unterschiedlich aufgebaut sein. Einerseits besitzen sie Gefäßabschnitte, in die Gewebsflüssigkeit wie in die Lymphkapillaren einströmen kann und dienen so der **Lymphbildung.** Andererseits haben sie Wandanteile, die vereinzelte glatte Muskelzellen und Klappen aufweisen und die **Lymphe transportieren** können.

Kollektoren (Lymphsammelgefäße)

Typisches Merkmal dieser Lymphgefäße sind paarig angeordnete **Gefäßklappen,** die Venenklappen ähneln und einen Rückfluß der Lymphflüssigkeit verhindern. Die folgenden Abschnitte des Kollektors werden jeweils durch eine Richtungsklappe voneinander getrennt, so daß die Lymphflüssigkeit nur nach zentral, also zur Körpermitte, befördert werden kann.

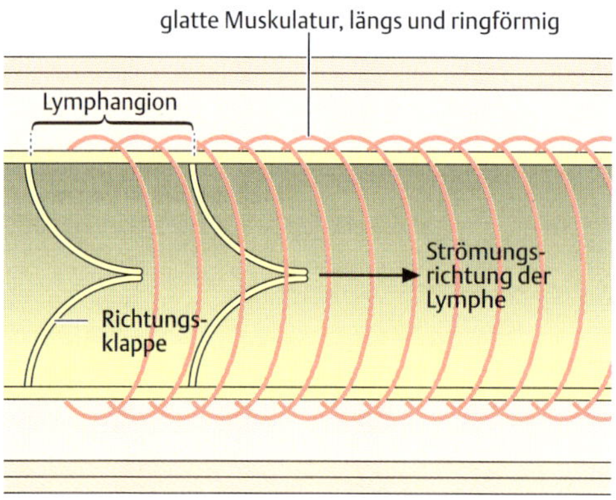

Aufbau eines Lymphsammelgefäßes (Kollektors).

Den Kollektorabschnitt zwischen zwei Klappen nennt man **Lymphangion.** Viele hintereinandergeschaltete Lymphangione bilden zusammen einen Kollektor. Um die Endothelzellen der Lymphangione sind glatte Muskelzellen gelagert, und zwar sowohl in Längsrichtung als auch ringförmig. In die Muskelschicht strahlen Nervenendigungen ein, die mit dem vegetativen Nervensystem in Verbindung stehen.

Der Lymphtransport

Durch die glatte Muskulatur der Gefäßwände ist das Lymphangion in der Lage, sich zusammenzuziehen. Kontrahieren sich die Muskelfasern in der Wand des Kollektors – diesen Vorgang nennt man **Lymphangiomotorik** –, wird Druck auf die Lymphflüssigkeit im Gefäßinneren ausgeübt, und da der Rückfluß nach »hinten« durch die zurückliegende Klappe versperrt ist, wird die Lymphe ins nächste Lymphangion – also nach zentral – befördert.

Die Lymphangiomotorik ist zwar in erster Linie von der **Muskulatur** der Gefäßwand abhängig, sie wird aber auch vom **Nervensystem** beeinflußt.

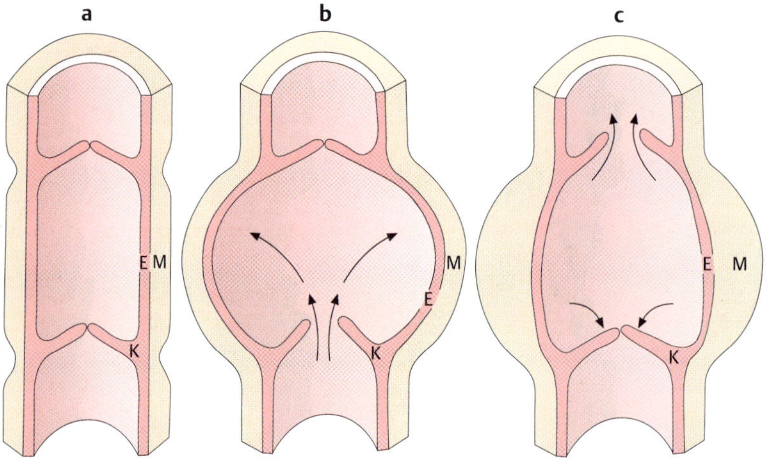

Lymphangiomotorik. Vorlaufsphasen einer Kontraktion im Lymphangion.
- **a** Ruhephase
- **b** Füllphase
- **c** Kontraktionsphase
- **E** Endothelzellen
- **K** Endothelklappen
- **M** glatte Muskulatur

Je mehr Flüssigkeit im Bindegewebe anfällt, um so mehr Lymphe transportiert ein Lymphgefäß ab. Die Lymphangione erweitern und verengen sich rhythmisch, so daß eine richtige **Kontraktionswelle** entsteht. In Ruhe kontrahiert sich das Lymphgefäß etwa zehn- bis zwölfmal pro Minute. Muß viel Lymphflüssigkeit abdrainiert werden, erhöht sich die Pulsationsfrequenz der Lymphgefäße, und die Transportkapazität nimmt zu. Wichtig für den Lymphfluß sind neben der Kontraktion der Lymphgefäße, die durch die Griffe der manuellen Lymphdrainage angeregt werden kann, auch die Kontraktion der Skelettmuskulatur (Muskelpumpe), die Pulsation benachbarter Arterien und die Atmung (s. S. 29 f.).

Je nach ihrer Lage unterscheidet man oberflächliche, tiefe und Organkollektoren. Die **oberflächlichen Kollektoren** liegen im Unterhautfettgewebe und drainieren Haut und Subkutis. Sie weisen zahlreiche Verbindungen untereinander auf. Bei Unterbrechung eines Kollektors kann die Lymphe leicht in andere Lymphgefäße umgeleitet und ein Stau vermieden werden.
Die **tiefen Kollektoren**, die unter der sehnenartigen Hülle der Muskeln subfaszial verlaufen, drainieren die zugehörigen Muskeln, Gelenke und Bänder. Oberflächliche und tiefe Kollektoren stehen über Querverbindungen miteinander in Verbindung, über die die Lymphe von der Tiefe zur Oberfläche fließen kann.
Die **Organkollektoren** verlaufen meist entlang der Blutgefäße der Organe.

Das Lymphgefäßsystem der Haut

In der Haut bilden die Lymphkapillaren, die zusammen mit den kleinen Blutgefäßen in und unter den Papillen der Lederhaut verlaufen, ein **klappenloses Kapillarnetz**, das den ganzen Körper überzieht. In diesem Netz ist die Lymphe in jede beliebige Richtung verschiebar. In der Tiefe der Lederhaut liegt ein Netz aus Präkollektoren, welches die Lymphe aus der Kapillarschicht durch die Lederhaut in die im Unterhautfettgewebe liegenden oberflächlichen Kollektoren leitet.
Die Präkollektoren drainieren ca. 1,5 bis 4 cm große Hautareale, deren Randzonen sich überlappen. Die Präkollektoren mehrerer Hautareale münden mit einem gemeinsamen Stamm in die oberflächlichen Kollektoren. Die Hautareale, deren Lymphe in den gleichen Kollektor fließt, bilden zusammen eine streifenförmige **Hautzone.** Mehrere Hautzonen, die in das gleiche Lymphgefäßbündel drainieren, werden als **Lymphterritorien** bezeichnet.

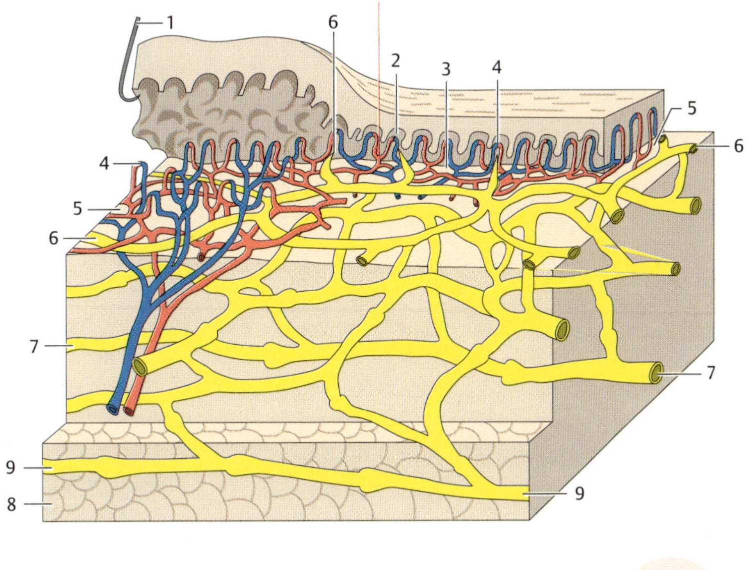

Hautschichten mit Blut- und Lymphgefäßen.
1 Epidermis; 2 Lederhautpapillen mit Kapillaren; 3 Stratum papillare; 4 Blutkapillarschlingen; 5 Arteriolen und Venolen in der subpapillären Schicht; 6 Lymphkapillaren; 7 Präkollektoren in der Lederhaut; 8 Subkutis; 9 Subkutaner Lymphkollektor.

Wasserscheiden

Die Lymphterritorien sind untereinander durch sogenannte Wasserscheiden, darunter versteht man lymphgefäßärmere Gewebsbereiche, getrennt.
In Höhe des Bauchnabels verläuft je eine Wasserscheide waagrecht und eine senkrecht zur Körpermittelachse. So entstehen am Rumpf mehrere Lymphterritorien.
Die Kollektoren des Rumpfes entspringen an diesen Wasserscheiden und verlaufen sternförmig zu den regionären Lymphknoten, also zu den Leisten- und Achselhöhlen-Lymphknoten. Wendet man die manuelle Lymphdrainage an, ist es ganz wichtig, den Verlauf der Abflußwege zu kennen, weil immer in **Abflußrichtung** gearbeitet wird.

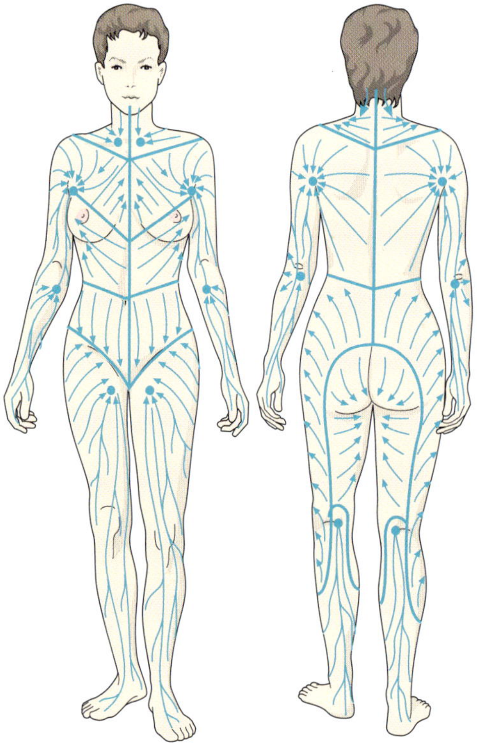

Die lymphatischen Wasserscheiden und der Lymphabfluß an den verschiedenen Hautarealen, an der Körpervorder- und -rückseite.

Die lymphatischen Wasserscheiden sind jedoch keine unüberwindbaren Schranken zwischen den Lymphterritorien. Zum einen überbrückt das klappenlose Lymphkapillarnetz der Haut diese Trennungslinien, zum anderen findet man auch bei den größeren Lymphgefäßen der Rumpfwand Verbindungen zwischen den Kollektoren der angrenzenden Territorien.
Wenn also beispielsweise bei einer Operation Lymphgefäße durchtrennt wurden, kann das betroffene Gebiet immer noch über angrenzende Hautareale drainiert werden, wenn auch vielleicht nicht ganz so gut wie durch die ursprünglichen Lymphgefäße.

Zentrale Kollektoren und Lymphstämme

Lymphkapillaren, Präkollektoren und Kollektoren, die von der Haut und den Organen bis zu den regionalen Lymphknoten verlaufen, rechnet man zu den peripheren Gefäßen. In den Lymphknoten wird die Lymphflüssigkeit verändert und dann in die zentralen Kollektoren (Lymphsammelgefäße) abgegeben, die in die großen Lymphstämme (Trunci lymphatici) münden.

Lymphknoten

Die gesamte Lymphflüssigkeit muß auf ihrem Weg aus der Körperperipherie bis zur Einmündung in den Blutkreislauf mindestens einen Lymphknoten passieren. Lymphknoten sind bohnenförmige Gebilde, die zwischen 2 mm und 2 cm messen und in die Lymphbahn eingeschaltet sind. Jeder Mensch besitzt ca. 600 bis 700 Lymphknoten. An Stellen, wo sie direkt unter der Haut liegen – also beispielsweise in der Leiste –, lassen sie sich gut tasten. Bei Entzündungen können Lymphknoten stark anschwellen und schmerzen. Auch Tochtergeschwülste bösartiger Tumoren siedeln sich in Lymphknoten ab: So können beim Brustkrebs die Lymphknoten der Achselhöhle befallen sein, sie vergrößern sich und lassen sich dann tasten.
Lymphknoten können einzeln liegen oder in Gruppen angeordnet sein. Es gibt regionäre und

Sammellymphknoten. **Regionäre Lymphknoten** nehmen als erste Lymphknotenstation die Lymphflüssigkeit aus einem ganz bestimmten Körpergebiet auf. Schwellen regionäre Lymphknoten bei einer Entzündung an, kann man Rückschlüsse auf den Ort der Entzündung ziehen (z. B. führt eine Mandelentzündung zu vergrößerten und schmerzhaften Lymphknoten am Kieferwinkel).

Lymphe aus mehreren Körperregionen fließt nach der Passage der regionären Lymphknoten in die **Sammellymphknoten.**

Lymphknoten sind von einer bindegewebigen Kapsel umgeben, die Trabekel (Bälkchen) ins Innere des Knotens schickt. Kapsel und Trabekel bilden das Stützgerüst, dazwischen liegt ein filterartiges Maschenwerk aus Bindegewebe (retikuläres Bindegewebe). Eingelagert sind verschiedene Zellen, die alle zum Immunsystem gehören, z. B. Lymphozyten und Plasmazellen.

Mehrere Lymphgefäße, die Lymphflüssigkeit aus der Körperperipherie transportieren, durchbohren die Kapsel des Lymphknotens an verschiedenen Stellen und münden in ihn. An einer Stelle ist der Lymphknoten eingebuchtet. Diese Stelle nennt man »Hilus«. Am Hilus tritt eine Arterie ein, die den Lymphknoten mit sauerstoffreichem Blut versorgt. Eine Vene verläßt am Hilus den Lymphknoten, ebenso ein Lymphgefäß, das die gefilterte Lymphe aus dem Lymphknoten abtransportiert.

Die Lymphknoten haben zwei wesentliche Aufgaben zu erfüllen:

- Sie sind als **Filter** zur Kontrolle der Lymphe ins Lymphgefäßsystem eingeschaltet. Im Lymphknoten wird der Lymphe etwa 40 % ihrer Flüssigkeit entzogen, sie wird also **eingedickt** (die entzogene Flüssigkeit ge-

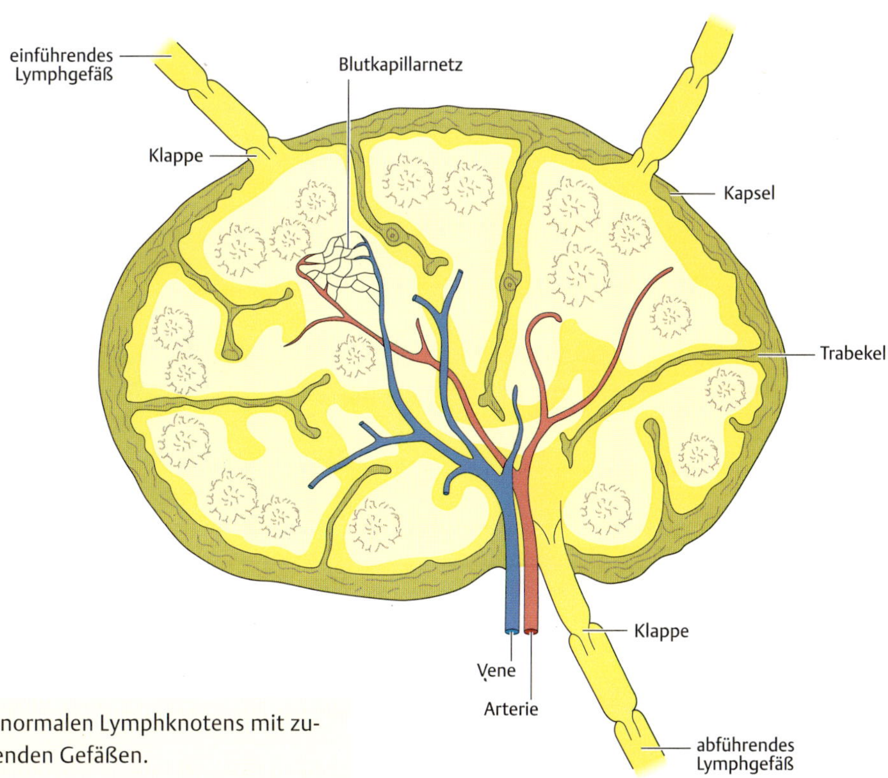

Aufbau des normalen Lymphknotens mit zu- und abführenden Gefäßen.

langt in die Blutgefäße im Lymphknoten). Dies ist auch der Grund dafür, daß mehr Lymphgefäße in den Lymphknoten eintreten und weniger Lymphgefäße den Lymphknoten verlassen.

- Außerdem sind Lymphknoten eine wichtige Komponente unseres **Abwehrsystems.** Bestimmte Abwehrzellen im Lymphknoten erkennen und beseitigen Fremdstoffe, Krankheitserreger, Zelltrümmer usw. Ein Teil der Lymphozyten – Zellen, die Antikörper gegen schädliche Fremdstoffe bilden und den Körper über unerwünschte Eindringlinge informieren – werden direkt im Lymphknoten gebildet.

Lymphpflichtige Last und Lymphe

Wie bereits erwähnt (s. S. 7), verbleiben im interstitiellen Bindegewebe Wasser und verschiedene Stoffe, die von den Blutkapillaren nicht mehr aufgenommen werden können und die »lymphpflichtige Last« bilden. Zur lymphpflichtigen Last gehören Plasmaeiweiße, Fremdstoffe, langkettige Fettsäuren, bestimmte Zellen und Flüssigkeit. Diese Bestandteile bilden zusammen die Lymphe, die in den Lymphgefäßen fließt.

Unter lymphpflichtiger Last versteht man die filtrierte Flüssigkeit und die Stoffe, die sich im Interstitium befinden und von den Lymphgefäßen abtransportiert werden müssen. Von Lymphe spricht man erst, wenn die lymphpflichtige Last in die Lymphkapillare aufgenommen wurde.

Lymphe, die aus den Armen und Beinen abtransportiert wird, sieht ähnlich aus wie Blutplasma: fast **wasserklar.** Lymphflüssigkeit aus dem Darm ist dagegen milchig-trüb, weil sie viele aus dem Darm resorbierte Fette enthält (»Chylus« = Milchsaft).
Lymphe kann übrigens gerinnen, weil sie wie das Blutplasma Fibrinogen enthält.

Spezielle Anatomie des Lymphsystems

Die Lymphstämme

Größere Lymphstämme entstehen dadurch, daß ein Lymphknoten zahlreiche zuführende Lymphgefäße aufnimmt, aber nur wenige Lymphgefäße abgibt. Die Lymphe des gesamten Körpers sammelt sich regional entsprechend in Lymphstämmen, Trunci lymphatici, die in den venösen Blutkreislauf münden.

Der Milchbrustgang (Ductus thoracicus)

Der ca. 40 cm lange Milchbrustgang ist der größte Lymphstamm überhaupt. Er beginnt unterhalb des Zwerchfells vor der Wirbelsäule etwa in Höhe des 1. bis 3. Lendenwirbelkörpers mit einer bohnenförmigen Aussackung (Cisterna chyli), der Vereinigungsstelle mehrerer Lymphstämme. Der Milchbrustgang verläuft rechts neben der Wirbelsäule, biegt hinter und oberhalb des Herzens nach links und mündet in Höhe des Schlüsselbeins in den **linken Venenwinkel** (die Vereinigung der linken Vena subclavia mit der linken Vena jugularis interna nennt man Venenwinkel). Der Venenwinkel wird auch als Angulus venosus bezeichnet. Der Ductus thoracicus transportiert die Lymphe der Beine, der Bauchwand, der unteren Rückenwand und aller Bauchorgane. Außerdem entsorgt er, in Konkurrenz zum rechten Lymphgang, Teile der inneren Organe.

Der Milchbrustgang heißt so, weil er milchig-weiße Lymphflüssigkeit transportiert, die Fetttröpfchen aus dem Darm enthält.

Neben diesem großen Hauptlymphstamm gibt es **mehrere kleine Stämme,** die sich kurz vor den Venenwinkeln vereinigen oder einzeln in diesen bzw. dessen nähere Umgebung einmünden.

Auf der **linken** Körperseite münden die drei Lymphstämme, die die Lymphe der oberen Körperhälfte, also aus Kopf, Hals, Arm und Brustkorb aufnehmen, in den Ductus thoracicus. Auf der **rechten** Seite vereinigen sich diese Lymphstämme zu einem gemeinsamen kurzen, dicken Endstamm, dem Ductus lymphaticus dexter, der in den rechten Venenwinkel mündet.
Die Lymphe aus der unteren Körperhälfte (alles unterhalb des Zwerchfells) sowie des linken oberen Körperquadranten (Körperviertels) wird über den Ductus thoracicus in den linken Venenwinkel geleitet. Die des rechten oberen Körperquadranten in den rechten Venenwinkel. Der Venenwinkel wird in der manuellen Lymphdrainage auch als **Terminus** bezeichnet.

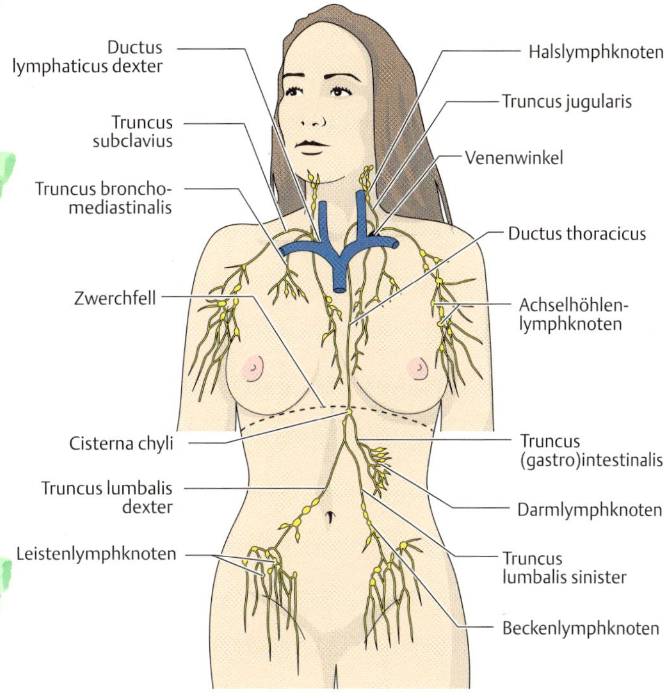

Die großen Lymphstämme des Körpers.

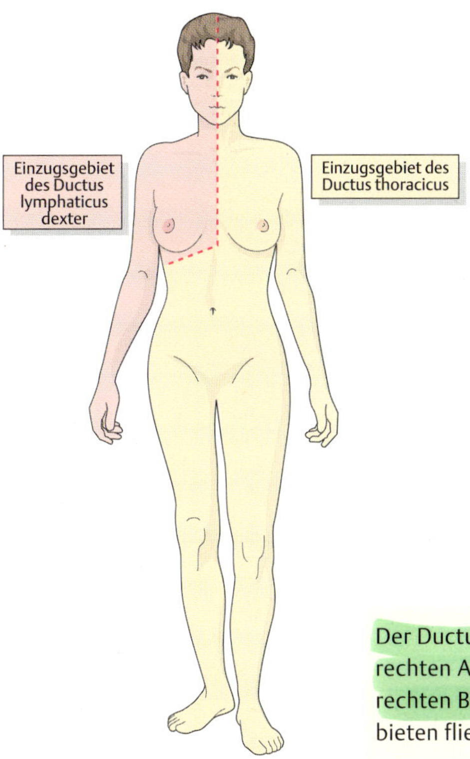

Lymphsystem am Kopf und Hals

Besonders viele Lymphknoten finden sich – meist in typischen Gruppen angeordnet – an Kopf und Hals.

Okzipitale Lymphknoten (Hinterhauptslymphknoten) Sie liegen auf der Hinterhauptschuppe und nehmen Lymphe aus der Kopfschwarte (Hinterhaupt) und dem oberen Bereich des Nackens auf.

Retroaurikuläre Lymphknoten Man findet sie hinter dem Ohr. Zu ihrem Einzugsgebiet ge-

Der Ductus lymphaticus dexter transportiert Lymphe aus dem rechten Arm, der rechten Kopf- und Halshälfte und aus der rechten Brustkorbhälfte. Die Lymphe aus den übrigen Körpergebieten fließt durch den Ductus thoracicus.

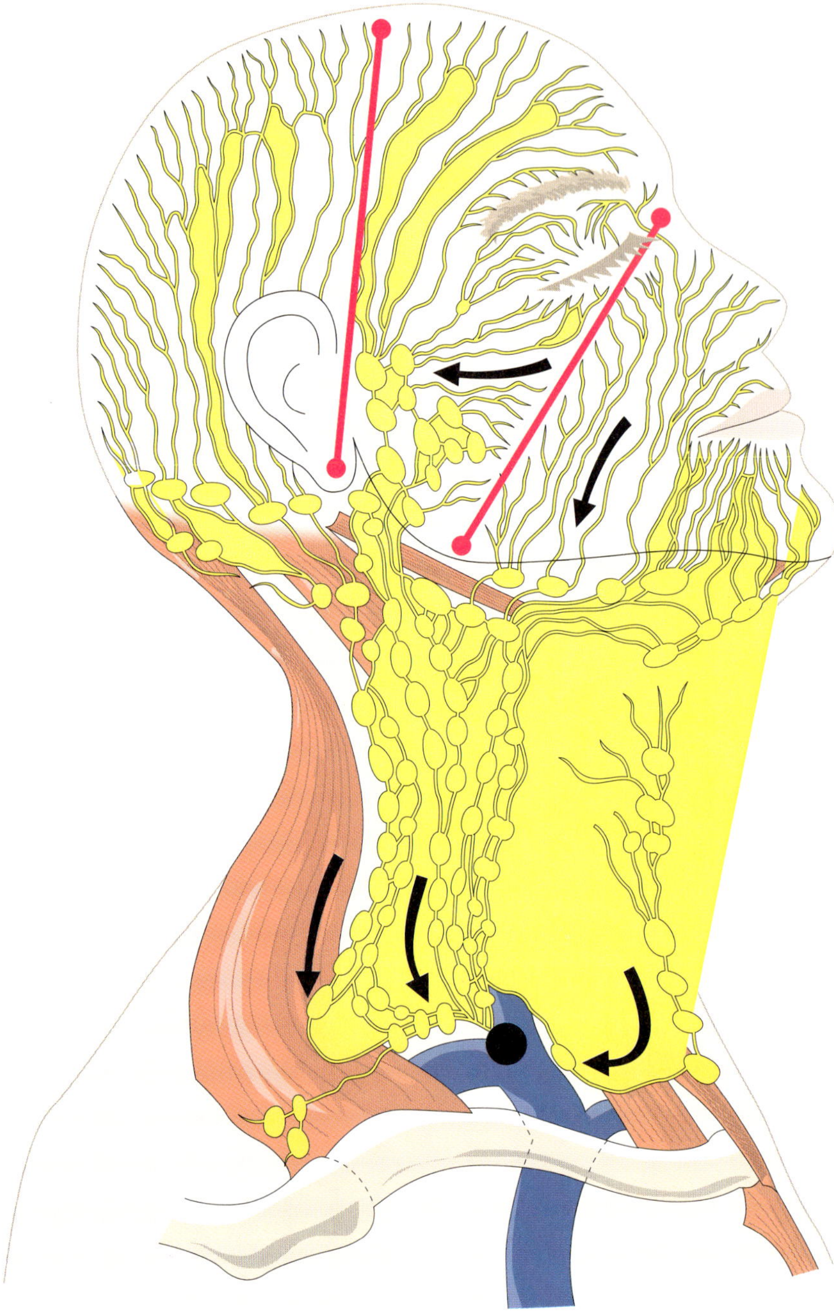

Lymphknoten am Kopf und Hals.

hören die Ohrmuschel, die Kopfhaut im Bereich des Warzenfortsatzes und der Scheitelzone (Kopfhörerzone).

Präaurikuläre Lymphknoten (Parotislymphknoten) Diese Lymphknoten liegen in Höhe der Ohrspeicheldrüse (Parotis) weshalb sie auch als Ohrspeicheldrüsenlymphknoten bezeichnet werden. Sie nehmen die Lymphe aus der Haut der Stirn- und Schläfenregion, der Nasenwurzel, dem äußeren Teil der Augenlider und Bindehaut, der äußeren Wangenpartie und des äußeren Gehörganges auf.

Submentale Lymphknoten Sie liegen unterhalb des Kinns und drainieren Unterlippe, Kinn (mittlerer Anteil), Zungenspitze und untere Frontzähne.

Submandibuläre Lymphknoten Sie liegen am Unterkieferrand; die Lymphknoten im Kieferwinkelbereich werden als **Angulus** bezeichnet. Zu ihrem Einzugsgebiet gehören: Haut und Schleimhaut der Lippen und Wangen, Bereich der Tränensäcke, der Nase, mittleres Drittel der Lider und der Bindehaut, Zahnfleisch, Teile der Zunge sowie Mundboden und dessen Speicheldrüsen.

Halslymphknoten Im Bereich des Halses befinden sich beiderseits seitlich drei große Sammel-Lymphknotenketten, in welche die Lymphgefäße des Kopfes und des Halses münden. Diese drei Ketten werden in der manuellen Lymphdrainage aus traditionellen Gründen (nach Vodder) auch heute noch unter dem Begriff **Profundus** zusammengefaßt.

Lymphsystem an Hand und Arm

Hier gibt es nur zwei Lymphknotengruppen, nämlich in der Ellenbeuge und in der Achselhöhle. Wichtig für den Lymphabfluß aus dem Arm sind noch die subklavikulären Lymphknoten unter dem Schlüsselbein.

Kubitale Lymphknoten In der Ellenbeuge gelegen, nehmen diese Lymphknoten einen Teil der Lymphe aus Hand und Unterarm auf. Einige Lymphgefäße aus Hand und Unterarm laufen aber ohne »Zwischenstation« bis zu den Achsellymphknoten durch.

Achsellymphknoten (axilläre Lymphknoten) Sie liegen in der Achselhöhle und unter dem Vorderrand des Pektoralismuskels; zu ihrem Einzugsgebiet gehören Hand, Unterarm und große Teile des Oberarms.

Subklavikuläre Lymphknoten Man findet sie unter dem Schlüsselbein. Sie sind eigentlich eine der drei großen Sammel-Lymphknotenketten am Hals und nehmen die Lymphe aus der gesamten Kopf- und Halsregion auf. Sie entsorgen aber auch die Haut am seitlichen Oberarm und den Schultergürtel.

Die Lymphflüssigkeit aus Hand, Arm und Teilen der Brustwand sammelt sich im **Truncus subclavius**, der rechts in den Ductus lymphaticus dexter, links direkt in den Milchbrustgang mündet.

Lymphsystem am Brustkorb

Achsellymphknoten Sie nehmen die Lymphe aus der Rückenhaut und die Lymphe aus den seitlichen Anteilen der Brusthaut auf.

Parasternale Lymphknoten Diese liegen rechts und links neben dem Brustbein und filtern unter anderem die Lymphflüssigkeit aus dem vorderen Abschnitt der Zwischenrippenräume.

Viszerale Lymphknotengruppen Sie liegen innerhalb des Brustkorbs und nehmen die Lymphe aus den Brustkorborganen auf, die sie über den Truncus bronchomediastinalis rechts zum Truncus lymphaticus dexter und links zum Ductus thoracicus (Milchbrustgang) weiterleiten.

Lymphsystem an Fuß und Bein

Am Bein unterscheidet man das intrafasziale vom extrafaszialen Lymphgefäßsystem. Unter einer Faszie versteht man die Hülle aus kollagenem Bindegewebe, die die Muskeln umgibt. Das innerhalb der Faszie (intrafaszial) liegende Lymphgefäßsystem drainiert also die Beinmuskulatur, das extrafasziale System führt die Lymphflüssigkeit aus der Haut des Beines.

Beim Lymphgefäßsystem der **Beinhaut** unterscheidet man ein vorderes und hinteres Gefäßbündel, die aber durch viele Anastomosen miteinander verbunden sind. Die Lymphe aus dem Fußrücken, aus dem Bereich des Schienbeins, der Knie- und Oberschenkelvorderseite fließt direkt in die **Leistenlymphknoten**, die sich unter der Haut gut tasten lassen.
Lymphflüssigkeit aus der Fußsohle, der Wade und der **Kniekehle** gelangt zuerst in die Lymphknotengruppe in der Kniekehle und dann weiter in der Tiefe des Beines zu den **Leistenlymphknoten.** Auch die Lymphe aus der Oberschenkelinnen- und -beugeseite fließt zu den Leistenlymphknoten.

Intrafasziale Lymphe aus der Beinmuskulatur umgeht die Leistenlymphknoten und fließt direkt in den **Beckenraum.** Zwischen dem intrafaszialen und dem extrafaszialen Lymphgefäßsystem des Beins gibt es viele Verbindungsgefäße, deren Klappen so ausgerichtet sind, daß die Lymphe aus dem Inneren des Beins nach außen gelangt.

Hautlymphe fließt also in die Leistenlymphknoten, Muskellymphe fließt ins Becken.

Lymphsystem im Becken- und Bauchraum

Von den Leistenlymphknoten, die die extrafasziale Beinlymphe filtern, ziehen Lymphbahnen in den Beckenraum. Dort bilden extra- und intrafasziale Lymphgefäße die iliakale Lymphknotengruppe, die an der hinteren Bauchwand und an den großen Darmbeinschaufeln liegt.
Von der Aortengabel aufwärts verlaufen der Truncus lumbalis dexter und der Truncus lumbalis sinister. In diese beiden Lymphstämme sind sehr viele Lymphknoten zwischengeschaltet.

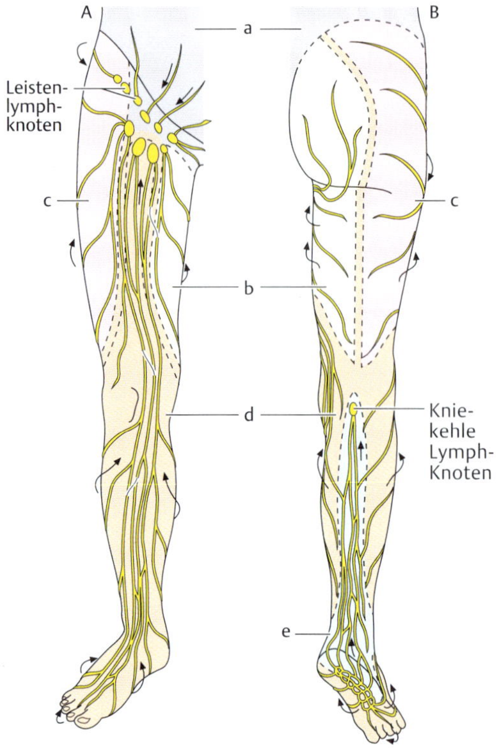

Lymphgefäßsystem der Beinhaut. Lymphe aus der Fußsohle, Wade und Kniekehle fließt zunächst in die Lymphknoten der Kniekehle und dann weiter zu den Leistenlymphknoten. Die Lymphe aus dem übrigen Bein gelangt direkt in die Leistenlymphknoten.
A Vorderansicht
B Rückansicht
a unteres Rumpfterritorium
b inneres Oberschenkelterritorium
c äußeres Oberschenkelterritorium
d vorderes und innenseitig gelegenes Territorium
e rückwärtig und außenseitig gelegenes Territorium

Der Truncus intestinalis führt die Lymphflüssigkeit aus dem Darm. Truncus lumbalis dexter und sinister und Truncus intestinalis bilden zusammen die **Cisterna chyli.** Aus diesem »Lymphsäckchen« entspringt der Ductus thoracicus (Milchbrustgang, s. S. 14).

Test Fragen

11. Worin unterscheidet sich das Lymphgefäßsystem vom Blutkreislauf?
12. Welche Aufgabe hat das Lymphgefäßsystem?
13. Wie ist eine Lymphkapillare aufgebaut?
14. Was ist ein Lymphangion und wodurch unterscheidet es sich von der Lymphkapillare?
15. Wie wird die Lymphflüssigkeit transportiert?
16. Welche Funktionen haben Lymphknoten?
17. Wie setzt sich die Lymphflüssigkeit zusammen?
18. Was versteht man unter »Wasserscheiden«?
19. Welche Lymphknoten(gruppen) unterscheidet man an Kopf und Hals?
20. Welchen Weg nimmt die Lymphe aus Hand und Arm?
21. Welchen Weg nimmt die Lymphe aus Fuß und Bein?

Auflösung der Testfragen auf S. 91 ff.

Pathologie

Ödeme

Mit Ödem bezeichnet man eine sicht- und tastbare Schwellung, die durch vermehrte **Flüssigkeitsansammlung** im Interstitium entsteht. Die Haut ist gespannt und geschwollen. Drückt man mit dem Finger auf das ödematöse Gewebe, entsteht eine Delle, die sich nur langsam wieder zurückbildet. Ein Ödem kann umschrieben an einem bestimmten Körperteil lokalisiert sein – z. B. an einem Unterschenkel –, oder aber diffus auftreten.

Ein Ödem sollte immer vom Arzt abgeklärt werden, da eine ernste Erkrankung dahinterstecken könnte. So kann ein Ödem unter anderem durch folgende Faktoren verursacht sein:

- Angeborene oder im Lauf des Lebens erworbene Störungen des Lymphsystems.
- Entzündungen.
- Verletzungen.
- Nach chirurgischen Eingriffen.
- Allergische Reaktionen.
- Nierenerkrankungen.
- Herzinsuffizienz.
- Venenthrombose.
- Bösartige Tumoren.

Bei Vorliegen eines Ödems verschlechtert sich die Versorgung und die Entsorgung der Körperzellen, da die Transitstrecke (s. S. 3), die die Nährstoffe aus der Blutkapillare durch das Bindegewebe hin zur Körperzelle zurücklegen müssen, größer wird. **Schlackenstoffe** bleiben liegen. Außerdem ist ödematöses Gewebe auch besonders **infektionsanfällig:** beispielsweise erkranken Patienten mit Beinlymphödem auffallend häufig an Fußpilz.

Bleibt ein Ödem unbehandelt, proliferiert und verhärtet sich das Bindegewebe, d. h. es kann so fest werden wie **Narbengewebe.** So weit fortgeschrittene Veränderungen lassen sich verständlicherweise nur noch schlecht rückgängig machen.

Der bekannte Lymphologe Földi unterscheidet je nach Ursache drei Formen des Lymphödems: das lymphodynamische Ödem, das lymphostatische Ödem und die Sicherheitsventilinsuffizienz.

Lymphodynamisches Ödem

Bei dieser Form ist das Lymphgefäßsystem normal funktionstüchtig. Es tritt aber so viel (eiweißarme) Flüssigkeit ins Interstitium ein, daß das Lymphgefäßsystem mit dem **Abtransport überfordert** ist! Ursache kann unter anderem eine Venenthrombose oder eine Nierenerkrankung sein.

Lymphostatisches Ödem

Hier kommt es durch eine **Störung im Lymphgefäßsystem** zur Ansammlung von Flüssigkeit im Gewebe. Die Lymphgefäße sind nicht funktionsfähig, weil sie von Geburt an zu spärlich angelegt sind (primäres Lymphödem), weil durch eine Überdehnung die Lymphklappen nicht mehr schließen und die Lymphe zurückfließt oder weil Entzündungen, Tumoren oder sogar Parasiten das Lymphgefäß verstopfen (sekundäres Lymphödem).

Sicherheitsventilinsuffizienz

Wenn vermehrt lymphpflichtige Last im Gewebe anfällt, kann das Lymphgefäßsystem unter normalen Umständen seine Transportkapazität erhöhen, also den Abtransport der lymphpflichtigen Last steigern. Dies bezeichnet man als Sicherheitsventilfunktion des Lymphgefäßsystems.

Nun kann aber ein lange anhaltendes lymphodynamisches Ödem dazu führen, daß die Lymphgefäße überdehnen und die Klappen der Lymphgefäße sich nicht mehr verschließen. Die Lymphe fließt »rückwärts«, und zum lymphodynamischen Ödem kommt jetzt auch noch ein lymphostatisches Ödem – was zu besonders schweren Schädigungen des Gewebes führen kann.

Die Kombination aus lymphostatischem und lymphodynamischem Ödem nennt man Sicherheitsventilinsuffizienz.

Entzündungsreaktionen

Auf eine Reihe äußerer oder innerer Reize reagiert der Körper mit einer Entzündung. **Auslöser** können z. B. Bakterien, Viren, Druck, Verletzung oder Allergene sein.

Folgende Merkmale sind für eine Entzündung ganz typisch

- **Rötung,** weil sich die Blutgefäße der Haut aufgrund der Freisetzung von Histamin, einem Gewebshormon, stark erweitern.
- **Schwellung**, da die Blutkapillaren vermehrt durchlässig sind und sich eiweißreiche Flüssigkeit im Bindegewebe ansammelt (umschriebenes Ödem!).
- **Überwärmung** der Haut, weil der Stoffwechsel örtlich stark gesteigert ist.
- **Schmerz** als Folge der Gewebsspannung und weil bestimmte Entzündungsprodukte Schmerzen auslösen.
- **Einschränkung** der normalen **Funktion.** Es leuchtet ein, daß z. B. ein geschwollenes, schmerzhaftes Gelenk nicht mehr normal bewegt werden kann.

Entzündungsreaktionen gehen vom Bindegewebe und von Blutgefäßen aus und haben das Ziel, den Auslöser zu inaktivieren oder zu entfernen.

Es sei noch einmal ausdrücklich darauf hingewiesen, daß eine Entzündung nicht nur durch Krankheitserreger hervorgerufen werden kann, sondern daß auch Stoffwechselfaktoren, chemische Reize und viele andere Auslöser in Frage kommen. Manchmal bedingt die Kombination verschiedener Faktoren eine Entzündungsreaktion, so z. B. bei der Akne.

Fettgewebsproliferation

Fettgewebe erfüllt in unserem Körper verschiedene Funktionen. **Baufett** ist zur Polsterung mechanisch stark beanspruchter Stellen notwendig, z. B. an der Fußsohle. Wenn wir zuviel essen, nimmt das Baufettgewebe praktisch nicht zu. Anders dagegen das **Depotfett,** das wir vor allem in der Unterhaut mit uns herumtragen, und das als Kälteschutz, als »Polster«, Wasserspeicher und natürlich als Energielieferant dient. Überschüssig zugeführte Kalorien lagern sich im Depotfett als Reserve für Notzeiten ab.

Fettzellen nehmen Fett in kleinen Tröpfchen auf, die dann in der Zelle zusammenfließen, bis die Zelle mit Fett prall gefüllt und der Zellkern an den Rand gedrückt ist. Zwischen den Fettzellen liegen retikuläre Fasern.

Wird sehr viel Fett zugeführt, nimmt die Zahl der Fettzellen zu, und man spricht von einer Fettgewebsproliferation (s. auch Cellulite S. 84 ff.).

Wundheilung, Narben und Keloide

Die Heilung einer Wunde läuft in verschiedenen Phasen ab. Zunächst entsteht durch Blutgerinnung eine Wundmembran. Die durch die Verletzung geschädigten Zellen gehen zugrunde und werden von Phagozyten beseitigt. Jetzt entsteht das Granulationsgewebe, d. h. Kapillaren sprossen in die Wunde ein, und es bildet sich ein Bindegewebe mit kollagenen Fasern. Das **Granulationsgewebe** wird in festeres Narbengewebe umgewandelt, indem die Zahl der Zellen und Kapillaren abnimmt und die Kollagenfasern schrumpfen. Die Beschaffenheit normaler Haut wird nicht wieder erreicht, und spezifische Hautfunktionen gehen verloren.

So fehlen im Narbengewebe auch die Hautanhangsgebilde wie Haare-, Schweiß- und Talgdrüsen.

Da durch eine Verletzung oder Operation auch immer Lymphgefäße durchtrennt werden, behindern Narben den Lymphabfluß, was zu Rückstau und Ödemen führen kann.

Nicht immer verläuft die Narbenbildung glatt. Manche Menschen neigen zu einer überschießenden Narbenbildung: Es kommt zu Bindegewebswucherungen, die deutlich über das Hautniveau ragen und knotig oder strangartig über das ehemalige Wundgebiet hinauswachsen. Man nennt diese Wucherungen **Keloide** (s. S. 87). Frische Keloide sind oft rot verfärbt und jucken. Manche bilden sich spontan zurück und schrumpfen, andere bleiben hartnäckig bestehen und sind nur schwer zu behandeln.
Keloide können sich übrigens auch aus Aknenarben bilden.

Test Fragen

22. Was ist ein Ödem?
23. Wodurch unterscheidet sich das lymphodynamische vom lymphostatischen Ödem?
24. Welche typischen Merkmale kennzeichnen eine Entzündung?
25. Nennen Sie einige Auslöser, die zu einer Entzündung führen können.
26. Was ist Baufett, was Depotfett? Wodurch unterscheiden sie sich?
27. Wodurch unterscheidet sich Narbengewebe von normaler Haut?
28. Was ist ein Keloid?

Auflösung der Testfragen auf S. 91 ff.

Was bewirkt die manuelle Lymphdrainage?

Wirkungsweise der manuellen Lymphdrainage

Da die manuelle Lymphdrainage eine ganze Reihe positiver Wirkungen zeigt, ist sie eine wichtige Behandlungsmethode in der Ganzheitskosmetik, in der Gesundheitsvorsorge und in der Medizin.

Entstauung und Entschlackung

Mit der manuellen Lymphdrainage werden die Lymphbildung und der Lymphtransport angeregt und das Gewebe über die abführenden Blut- und Lymphgefäße effektiv drainiert: **überschüssige Flüssigkeit** wird aus dem Interstitium abtransportiert, Nährstoffe und Sauerstoff gelangen schneller zur Zelle. **Stoffwechselendprodukte** werden aus dem Interstitium ins Lymphsystem aufgenommen, gelangen ins Venensystem und werden dann über die Entgiftungsorgane Niere und Leber ausgeschieden. Die Selbstreinigung des Körpers wird also stark unterstützt. Indem die Abflußwege durch die manuelle Lymphdrainage freigemacht werden (s. S. 35), lassen sich Stauungen, Ödeme und Einlagerungen abdrainieren.

Beruhigung und Entspannung

Eine weitere, äußerst wichtige Wirkung ist diejenige auf das vegetative Nervensystem. Die ruhigen und rhythmischen Bewegungen der manuellen Lymphdrainage bewirken eine allgemeine Entspannung und Entkrampfung und sogar Schmerzminderung. Dies kommt vor allem Kunden, die unter Streß stehen und an Schlafstörungen leiden, sehr zugute. Viele können unter der manuellen Lymphdrainage so gut abschalten, daß sie sogar einschlafen.

Stärkung des Immunsystems

Auch die Abwehrkräfte des Körpers werden durch die manuelle Lymphdrainage unterstützt. Wenn nämlich die Lymphe schneller fließt, werden Schadstoffe rascher in die Lymphknoten abtransportiert, wo sie entsorgt werden können. Außerdem gelangen in einem gut drainierten Gewebe Abwehrstoffe schneller dorthin, wo sie gerade gebraucht werden.

Lymphdrainage oder klassische Massage?

Bei beiden Methoden ist die Hand der Kosmetikerin das Werkzeug, mit dem gearbeitet wird - das ist die wichtigste Gemeinsamkeit der beiden Methoden. Art der Anwendung und Behandlungsziele unterscheiden sich allerdings grundlegend.

Während bei der manuellen Lymphdrainage einige wenige Grundgriffe ruhig, rhythmisch und in genau festgelegter Reihenfolge durchgeführt werden, gibt es bei der klassischen Massage viel mehr Variationsmöglichkeiten. Streich- und Klopfmassagen, Friktionen, Vibrationen, Kneten, Walken u. a. können in ihrer Reihenfolge und auch in ihrer Intensität variiert und unterschiedlich oft wiederholt werden, je nachdem, ob man eine eher anregende oder eher beruhigende Wirkung anstrebt.

Während man mit der manuellen Lymphdrainage eine Entstauung und Entschlackung des Gewebes und eine entspannende Wirkung erreichen möchte, dient die **klassische Massage** eher zur Besserung der **Hautdurchblutung** und Wirkstoffaufnahme und zur Lockerung der Skelettmuskulatur. »Normale« Massagegriffe sind zu stark und ungeeignet, um eine Drainage im Interstitium zu bewirken. Unter Umständen kann es sogar zu einem Lymphstau kommen!

Zeichen der stärkeren Durchblutung nach einer klassischen Massage ist eine Hautrötung, die nach einer korrekt durchgeführten manuellen Lymphdrainage nicht auftreten darf!

Die Bedeutung der manuellen Lymphdrainagen der Ganzheitskosmetik

In der **Medizin** wird die manuelle Lymphdrainage mit großem Erfolg zur (Mit)behandlung verschiedener – teilweise auch schwerwiegender – Erkrankungen eingesetzt.
In der **Kosmetik** dient sie zur Verbesserung bzw. Normalisierung des Stoffwechsels, zur Gesundheitsvorsorge, zur Entschlackung und Entspannung. Bei Kundinnen mit Hautproblemen wie Teleangiektasien, Rosacea, Narben, einigen Akneformen, Hautatrophie, Cellulite u. a. führt die manuelle Lymphdrainage zu guten Erfolgen (s. S. 73 ff.).
Wenn man die Lymphdrainage mit richtiger Hautpflege, gesunder Ernährung und Lebensweise, Bewegung, Entspannung und Atemschulung kombiniert, erzielt man noch bessere Ergebnisse.
Manche Schönheitschirurgen lassen ihre Patientinnen vor und nach der Operation mit manueller Lymphdrainage behandeln. Es hat sich nämlich gezeigt, daß sich diese Zusatzbehandlung durch ein **besseres Operationsergebnis** bezahlt macht.

Kontraindikationen

Es gibt Erkrankungen, bei denen die manuelle Lymphdrainage nicht durchgeführt werden darf, weil sie das Leiden verschlimmern könnte. Bei anderen Krankheiten wiederum kann die manuelle Lymphdrainage nur unter bestimmten Vorsichtsmaßnahmen angewandt werden.

In allen Zweifelsfällen lieber Rücksprache mit dem Arzt halten oder ein ärztliches Attest anfordern!

Bösartige Tumoren

Bei nicht abgeklärten oder nicht behandelten Tumoren darf man keinesfalls eine manuelle Lymphdrainage durchführen: bösartige Tumorzellen könnten über das Lymphsystem im Körper verteilt werden.

Akute Entzündungen

Man unterscheidet zwischen umschriebenen Entzündungen (z. B. eitrige Entzündung am Fingernagel) und generalisierter Entzündung (Beispiel: Virusinfekt, auf den der ganze Körper mit Fieber, Beeinträchtigung des Allgemeinbefindens etc. reagiert). Im Akutstadium sollte keine manuelle Lymphdrainage durchgeführt werden, da die Gefahr einer weiteren **Ausbreitung der Krankheitserreger** im Körper besteht.

Venenthrombose

Bei diesem Krankheitsbild, das sich häufig am Unterschenkel abspielt, verstopft ein an der Gefäßwand haftendes Blutgerinnsel die Vene. Löst sich dieses Blutgerinnsel ab, kann es in die Lunge gelangen und dort zu einer **Embolie** führen, also die Lungenarterien verstopfen. Große Embolien können **tödlich** enden.

Keinesfalls sollte man bei einer Venenthrombose eine manuelle Lymphdrainage durchführen, um das Blutgerinnsel nicht zum »Wandern« zu bringen.

Herzinsuffizienz

Bei diesem Krankheitsbild ist das Herz nicht mehr in der Lage, genügend Blut in den Körperkreislauf zu pumpen oder den venösen Rückfluß aufzunehmen. Venöses Blut staut sich vor dem rechten Herzen, und es kommt zu Ödemen, vor allem an den Beinen. Zwar könnte man diese Ödeme mit manueller Lymphdrainage abdrainieren, aber die zusätzlich anfallende Flüssigkeit würde das kranke Herz nur noch mehr belasten und die Situation könnte sich dramatisch verschlechtern.

Muttermale

Nävi oder Muttermale sind an sich gutartige umschriebene Fehlbildungen der Haut. Manche Arten von Nävi können jedoch zu malignen Melanomen entarten. Vorsicht ist geboten bei Muttermalen mit unregelmäßigen Rändern oder Farbunterschieden und auch bei Nävi, die plötzlich jucken oder bluten. Allgemein gilt, daß Nävi **nicht mechanisch gereizt** werden sollten: deshalb keine Daumen- und Fingerkreise direkt auf Muttermalen durchführen.

Schilddrüsenfunktionsstörungen

Die Schilddrüse liegt vor dem oberen Bereich der Luftröhre. Die von ihr gebildeten Hormone steuern Wachstum und körperliche Entwicklung, den Fett-, Kohlenhydrat- und Eiweißstoffwechsel und den Wärmehaushalt. Bei Halsbehandlungen könnte es zu einer vermehrten Ausschüttung von Schilddrüsenhormonen kommen, doch ganz abgesehen davon empfinden Klienten mit Schilddrüsenfunktionsstörungen oft sämtliche Manipulationen am Hals als **unangenehm**. Deshalb sollte man insbesondere die Lymphknoten am Kieferwinkel und die gesamte Halslymphknotenkette nicht behandeln.

Asthma bronchiale

Beim Bronchialasthma kommt es immer wieder zu Atemnot, weil sich z. B. unter der Einwirkung eines Allergens oder auch bei körperlicher Anstrengung die Bronchien verengen. Beim Asthma überwiegen die Einflüsse des parasympathischen Nervensystems. Da die manuelle Lymphdrainage direkten Einfluß auf das **vegetative Nervensystem** nimmt, könnte ein Anfall ausgelöst werden.

Soll dennoch eine manuelle Lymphdrainage durchgeführt werden, dann nur, wenn die Klientin keine Atembeschwerden hat. Besser ist es, nur kurz zu behandeln und auf Griffe am Brustbein ganz zu verzichten.

Test Fragen

29. Welche Wirkungen lassen sich mit der manuellen Lymphdrainage erzielen?
30. Wodurch unterscheiden sich manuelle Lymphdrainage und klassische Massage?
31. Bei welchen Krankheitsbildern ist eine manuelle Lymphdrainage verboten?
32. Was muß bei Klienten mit Asthma beachtet werden?
33. Dürfen Hautbezirke mit Muttermalen behandelt werden?

Auflösung der Testfragen auf S. 91 ff.

Wie Sie die besten Voraussetzungen für eine optimale Behandlung schaffen und welche Begleitmaßnahmen die manuelle Lymphdrainage sinnvoll ergänzen können, müssen Sie wissen, wenn Sie jetzt Grund- und Spezialgriffe erlernen.

Voraussetzungen und Grifftechniken

Vor und nach der Behandlung

Eine so wirkungsvolle Behandlungsmethode wie die manuelle Lymphdrainage erfordert gute Kenntnisse der **Anatomie, Physiologie und Pathologie** und ständiges **praktisches Üben**, damit die Behandlungsgriffe fließend, harmonisch, in Abflußrichtung und in der richtigen Druckstärke ablaufen.

Manche Kosmetikschulen bieten ihren Schülerinnen bereits im Rahmen ihrer Ausbildung kurze Kurse in manueller Lymphdrainage an. Aber auch in ihrem Beruf bereits tätige Kosmetikerinnen können ihr Behandlungsspektrum jederzeit um die manuelle Lymphdrainage ergänzen, wenn sie sich die Kenntnisse und Fertigkeiten in einem entsprechenden Seminar aneignen.

Bevor Sie sich für einen Lehrgang entscheiden, sollten Sie die verschiedenen Angebote vergleichen. Die **Qualifikation** des Ausbilders spielt eine ganz entscheidende Rolle, aber auch die Kursdauer ist wichtig. Etwas Zeit sollten Sie schon investieren, denn ein Wochenend-Crashkurs kann Ihnen vermutlich nicht den theoretischen Hintergrund und die Sicherheit in der praktischen Behandlung vermitteln, die Sie benötigen.

Wie sollte Ihr Behandlungsraum ausgestattet sein?

Je **ruhiger** der Raum ist, in dem Sie behandeln, um so besser für Sie und Ihre Kundin. Starker Verkehrslärm, ein ständig klingelndes Telefon und »Musikberieselung« fördern die Entspannung Ihrer Kundin und Ihre Konzentrationsfähigkeit sicher nicht.

Sie benötigen eine bequeme **Behandlungsliege** und einen Behandlungshocker z. B. für die Gesichtsbehandlung. Wenn Sie an anderen Körperteilen arbeiten, werden Sie manchmal auch neben oder vor der Klientin stehen.

Achten Sie auf die richtige **Raumtemperatur,** die eher etwas hoch sein darf: eine Kundin, die friert, wird sich nicht entspannen können! Körperteile, die Sie gerade nicht behandeln, decken Sie am besten zu.

Wichtig sind auch die **Lichtverhältnisse.** Grelles Licht wird die Kundin als unangenehm empfinden, genauso Lichtquellen, von denen sie geblendet wird. Andererseits soll die Beleuchtung so gut sein, daß Sie den Zustand der Haut und des Gewebes beurteilen können.

Die Erstbehandlung und die Anamnese

Ein guter Arbeitskontakt zwischen Kundin und Kosmetikerin fördert den Behandlungserfolg. Oft entscheidet sich schon bei der ersten Begegnung, ob ein solcher Kontakt zustande kommt.

Sorgen Sie dafür, daß Sie das Erstgespräch mit Ihrer Kundin in Ruhe und ohne Hektik führen können. Erklären Sie die Behandlungsmethode kurz und sagen Sie Ihrer Kundin auch, was sie von der manuellen Lymphdrainage für ihr spezielles Hautproblem erwarten darf. Informieren Sie Ihre Kundin, was sie zur Unterstützung der Behandlung selbst tun kann (s. S. 30 ff.).

Vergessen Sie nicht, sich nach **Stauungsproblemen** zu erkundigen: Leidet Ihre Kundin ständig oder zeitweise an »schweren Beinen« oder an Stauungen in der Augengegend?

Außerdem müssen Sie fragen, ob eine der folgenden Krankheiten vorliegt:

- Eine akute Entzündung oder eine Infektionskrankheit.
- Eine bösartige Erkrankung.
- Eine Venenthrombose.
- Eine Herzinsuffizienz.
- Asthma bronchiale.
- Schilddrüsenfunktionsstörungen.

Wie auf S. 25 ff. beschrieben, darf bei diesen Krankheiten entweder gar keine manuelle Lymphdrainage durchgeführt werden, oder es muß unter besonderen Vorsichtsmaßnahmen behandelt werden.

So bereiten Sie Ihre Kundin vor

Im allgemeinen verwenden wir bei der manuellen Lymphdrainage kein Massageöl und auch kein Gleitmittel. Es gibt aber Ausnahmefälle: an extrem trockener, spröder Haut und an stark behaarten Hautarealen kann man **wenig Öl** verwenden. Da nach der manuellen Lymphdrainage Wirkstoffe besonders gut aufgenommen werden, kann man beispielsweise bei gealterter Haut und bei Narben vor der Behandlung die entsprechenden **Wirkstoffe** auftragen.
Wenn Sie oder Ihre Klientin bei hochsommerlichen Temperaturen schwitzen, können Sie etwas **Puder** verwenden.
Achten Sie darauf, daß Ihre Hände beim Arbeiten warm sind. Wenn Sie Ihre Kundin mit eiskalten Händen behandeln, wird sie sich verkrampfen. Gespräche während der Behandlung tragen ebenfalls nicht zur Entspannung Ihrer Klientin bei.

Nach der Behandlung: Nachruhen

Die manuelle Lymphdrainage regt den Lymphfluß an. Dieser Effekt hält auch noch einige Zeit nach der Behandlung an.

Manche Behandler empfehlen sogar eine Nachruhe von 30 Minuten – was allerdings im Kosmetikinstitut nicht immer so leicht durchzuführen sein wird.

Deshalb sollten Sie Ihrer Kundin eine Nachruhe von mindestens 10 bis 15 Minuten gönnen. Diese Zeitspanne wird es ihr auch erleichtern, aus dem tiefen Entspannungszustand zurück in den Alltag zu finden.

Unterstützende Begleitmaßnahmen

In vielen Fällen ist es günstig, die manuelle Lymphdrainage mit anderen Methoden zu kombinieren, um ein noch besseres Behandlungsergebnis zu erzielen.

Atemschulung

Viele Menschen atmen zu rasch und zu oberflächlich. Gerade wenn wir im Streß sind, halten wir die Luft an – und verschlimmern dadurch die Situation noch mehr.
Mit einer tiefen, regelmäßigen Atmung erreichen wir dreierlei:

- Das Blut wird mit Sauerstoff »angereichert«, die Organe optimal versorgt.
- Unser Nervensystem beruhigt sich, wir können entspannen.
- Der Rückfluß der Lymphe verbessert sich, die Wirkung der manuellen Lymphdrainage wird also durch die richtige Atemtechnik noch unterstützt.

Dieser günstige Effekt auf das Lymphsystem ist hauptsächlich den **Zwerchfellbewegungen** zuzuschreiben. Beim Einatmen bewegt sich das Zwerchfell nach unten in Richtung Bauch, der Druck im Bauchraum nimmt zu, der Druck im Brustraum dagegen ab. Dadurch erweitern sich die Venen im Brustraum, und der Rücktransport von venösem Blut beschleunigt sich. Gleichzeitig fließt die Lymphe schneller in die beiden Venenwinkel ein. Außerdem wird die Cisterna chyli, also das Lymphsäckchen, aus dem der Hauptlymphgang entspringt, durch die Zwerchfellbewegungen regelrecht »massiert«, was den Lymphfluß in Richtung Venenwinkel ebenfalls anregt.

Aus all diesen Gründen sind Atemübungen im Zusammenhang mit der manuellen Lymphdrainage also sehr günstig. Viele Kosmetikerinnen lassen ihre Kundinnen deshalb vor der manuellen Lymphdrainage einige Atemübungen machen – vor allem dann, wenn eine Ganzkörperbehandlung geplant ist. Es gibt aber auch Therapeuten, die die Atemschulung erst nach der Lymphdrainage durchführen.

Und wie können solche Atemübungen konkret aussehen? Vermitteln Sie Ihrer Kundin, wie ein »normaler« Atemzyklus aussieht: Einatmen – Pause – Ausatmen – Pause. Gerade die **Pausen** sind wichtig für die entspannende Wirkung.
Grundsätzlich sollte nur durch die Nase eingeatmet werden. Die Härchen in der Nase filtern Staub, Krankheitskeime und Partikel aus der Einatemluft, so daß diese Schadstoffe erst gar nicht in die Lunge gelangen. Außerdem wird die Luft in der Nase angefeuchtet und angewärmt, was der Schleimhaut in den Bronchien gut tut.
Auf die tiefe Einatmung (Bauchatmung) folgt die Atempause, dann lassen Sie Ihre Klientin langsam und gleichmäßig ausatmen. Das klappt am besten, wenn sie die Lippen so formt, als wolle sie ein »F« sprechen (»Lippembremse«). Die Atembewegungen können Sie Ihrer Kundin bewußter machen, indem Sie ihr die Hand auf den Bauch legen. Man kann das Zwerchfell auch regelrecht trainieren, indem man »schnuppernd« einatmet: so kann man die Zwerchfellbewegungen auch ganz bewußt wahrnehmen.
Sehr gut geeignet sind auch **Dehnübungen**, da wir beim Dehnen (z. B. Recken und Strecken) ganz von allein tief einatmen.

Ernährung

Ernährungsempfehlungen gibt es unendlich viele. Was können Sie Ihrer Kundin raten?
Wenn sie zu Stauungen neigt, sollte sie unbedingt **sparsam salzen** und statt dessen lieber reichlich frische Kräuter verwenden. Auf sehr salzhaltige Lebensmittel wie salzigen Schinken, Käse und Salzgebäck besser ganz verzichten. Ab und zu ein **Entlastungstag** (Obst-, Saft- oder Reistag) – das entwässert deutlich!
Übergewichtige Menschen neigen eher zu Stauungen als Schlanke. Hat Ihre Kundin Gewichtsprobleme, raten Sie ihr zu einer ausgewogenen Reduktionsdiät. Langsames Abnehmen ist besser als jede Crash-Diät, und der erreichte Gewichtsverlust läßt sich auch besser halten.
Mit einer guten **Reduktionsdiät** gewöhnt Ihre Klientin sich auch gleichzeitig vernünftige Ernährungsgewohnheiten an: viel Obst, Gemüse, Salate, Vollkornprodukte und Kartoffeln; Fleisch, Fisch und Eier in Maßen, mit Fett, Süßigkeiten und »leeren« Kohlehydraten wie Weißmehl und hellen Nudeln knausern. Diese »leeren« Kohlehydrate liefern nämlich fast nur Kalorien, enthalten aber kaum Vitamine, Mineralien und Spurenelemente. Vollkornbrot und Vollkornnudeln sind zudem ballaststoffreich, sie kurbeln also die Verdauung an. Und das wirkt sich ebenfalls positiv auf die Haut aus.

Die Deutsche Gesellschaft für Ernährung empfiehlt, daß unsere tägliche Nahrung aus 10 % Eiweiß, aus 30 % Fett und aus 60 % Kohlehydraten bestehen sollte. Meistens enthält unsere Nahrung aber sehr viel mehr Fett, das sich dann als unschöne Pölsterchen auf Hüfte, Bauch und Oberschenkel ansiedelt. Wenn wir die **Fettzufuhr drosseln** möchten, bedeutet das auch, auf

die »versteckten« Fette in Wurst, Käse und Süßigkeiten zu achten.
Mit gesunden kohlehydrathaltigen Lebensmitteln wie Kartoffeln, Vollkornprodukten, Obst und Gemüse dürfen wir dagegen großzügig umgehen. Sie liefern nicht nur wichtige Nähr- und Ballaststoffe, sondern machen uns auch länger satt.

Immer wieder wird diskutiert, ob **Nahrungsergänzungsmittel** (z. B. Vitamin- und Mineralpräparate) eingenommen werden sollten, bzw. ob sich solche Präparate günstig auf die Schönheit und Gesundheit auswirken. Grundsätzlich gilt, daß bei einer gesunden, ausgewogenen Ernährung solche Ergänzungsmittel nicht notwendig sind. Allerdings weiß man, daß heute erschreckend viele junge Mädchen und Frauen an Unter- und Mangelernährung leiden, weil sie sich – um dem heutigen Schönheitsideal zu entsprechen – rigoros schlank hungern. In solchen Fällen könnte es günstig sein, durch Nahrungsergänzungsmittel wenigstens für ein ausreichendes Vitamin- und Mineralstoffangebot zu sorgen.

Vor allem ältere Kundinnen haben ein ganz anderes Problem: **sie trinken zu wenig.** Das kann sich an der Haut bemerkbar machen, aber auch an Verdauungsproblemen. Denn wer nicht genügend Flüssigkeit zu sich nimmt, leidet häufig an Verstopfung.

Die Körperzellen können nur bei ausreichender Wasserzufuhr optimal arbeiten. Wer an keiner Herz- oder Nierenkrankheit leidet, sollte ruhig **2 bis 3 l Flüssigkeit** täglich zu sich nehmen, am besten in kalorienfreier Form: also Mineralwasser, Kräuter- und Früchtetees. Welche Kräutertees entstauend und entwässernd wirken, ist auf S. 32 f. beschrieben. Mit Kaffee und Schwarztee sollte man lieber sparsam umgehen, ebenso mit Alkohol. Denn der schwemmt auf!

Ernährungsempfehlungen

Günstig sind:

- Frisches Obst.
- Salate und Rohkost.
- Vollkornprodukte (Vollkornbrot, Vollkornnudeln).
- Milchprodukte, z. B. Joghurt und Quark.
- Kaltgepreßte und unbehandelte Öle, frische Butter, frische Sahne (in Maßen).
- Ab und zu magere Fleisch- und Fischsorten.

Ungünstig sind:

- Weißer und brauner Zucker, Süßigkeiten, zuckerhaltige Getränke.
- Weißmehl und Gebäck aus Weißmehl, weiße Teigwaren.
- Gehärtete Fette und tierische Fette (z. B. Schweineschmalz, fette Wurst- und Fleischsorten).

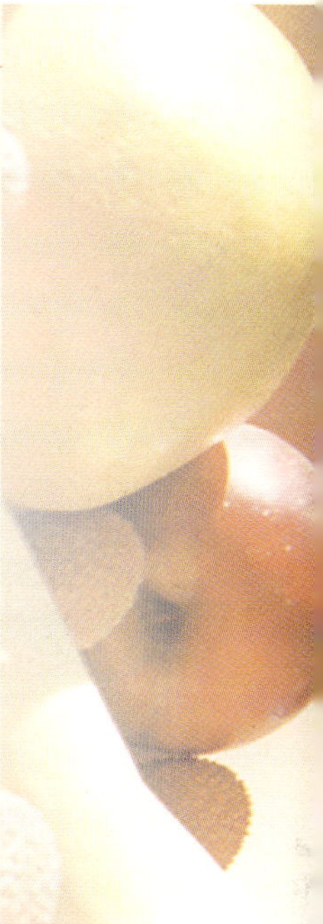

Bewegung

Es gibt eine ganz Reihe »vernünftiger« Argumente, die für Sport sprechen:

- Durch die Muskelaktivität bei Bewegungsübungen wird der Abfluß von Lymphe und von venösem Blut gefördert (»Muskelpumpe«). Das ist wichtig für Ihre Kundin mit Stauungsproblemen!
- Herz, Kreislauf und Atmung werden leistungsfähiger, dem Körper wird mehr Sauerstoff zugeführt.
- Bei regelmäßigem Training verbessern sich die Fließeigenschaften des Blutes, das Blut wird flüssiger.
- Die Muskeln kräftigen sich, die Gelenke bleiben beweglicher, Haltung und der Gang verbessern sich.
- Sport verbraucht Fettpölsterchen.
- Durch die vermehrte Durchblutung verbessern sich Farbe und Struktur der Haut.

Das sind die Vorteile, die Bewegung für **Haut** und **Körper** bringt. Doch Sport kann noch mehr: in der Bewegung gelingt es uns, trübe Gedanken zu verbannen, Aggressionen loszuwerden und Streß abzubauen. Nach einem Waldlauf erscheint uns ein Problem, das uns zuvor Kopfzerbrechen bereitet hat, vielleicht in ganz anderem Licht. Wer beweglich ist, hat mehr Zutrauen zu seinen körperlichen und auch geistigen Kräften. Kurz: Sport schenkt uns **Lebensfreude** und physische und psychische Elastizität.

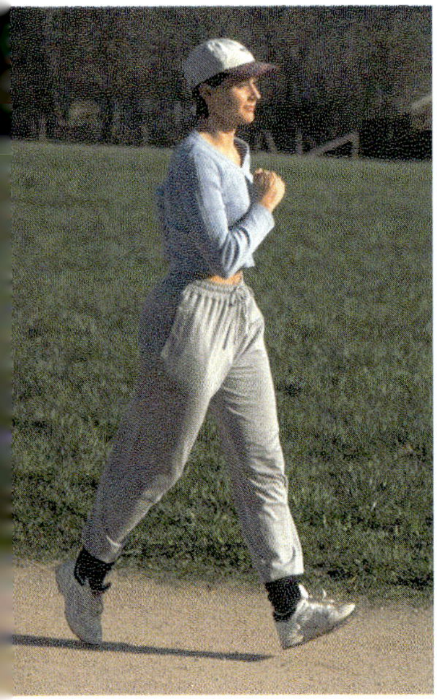

Welche Sportart für Ihre Kundin geeignet ist, hängt von ihren Neigungen und Fähigkeiten und natürlich auch von ihrem Alter ab. Generell gilt, daß **Ausdauer-Sportarten**, die den ganzen Körper trainieren, besser geeignet sind als einseitige Sportarten mit extremen Belastungsspitzen. Mit Schwimmen, Radfahren, Tanzen, Aerobic oder Callanetics kann man sich zum Beispiel auf sehr angenehme Weise fit halten. Aber auch eine Rundum-Gymnastik im eigenen Wohnzimmer tut gute Dienste und hat den Vorteil, daß man keine langen Anfahrtswege in Kauf nehmen muß und vom Wetter unabhängig ist. Andererseits dürfte es für viele Frauen angenehm und anregend sein, sich einer netten Gruppe anzuschließen und unter fachkundiger Anleitung Sport zu treiben.

Entwässernde Tees

Die Wirkung von Heilkräutern können wir uns bei vielen kosmetischen Problemen zunutze machen. Bei **Stauungsproblemen** helfen Tees mit entwässernden Kräutern wie Birkenblätter oder Brennesselkraut.

Raten Sie Ihrer Kundin lieber nicht zum Selbersammeln. Kräuter, die zum Teekochen verwendet werden sollen, dürfen natürlich nicht in der Nähe verkehrsreicher Straßen wachsen und selbstverständlich nicht gespritzt sein – nur, wer kann das beim Sammeln schon beurteilen?

Kräutertees, die in der Apotheke oder im Reformhaus verkauft werden, müssen bestimmte **Qualitätskriterien** erfüllen. Mit solchen Tees kann man sicher sein, daß man sich etwas Gutes tut, vorausgesetzt, man bereitet den Tee auch richtig zu. Verwendet man Blätter oder Kraut einer Pflanze, liegt man in den meisten Fällen mit einem Tee-Aufguß richtig.

Tee-Aufguß

Man gibt die vorgeschriebene Menge an Kräutern in eine Tasse, gießt etwa 200 ml siedendes Wasser darüber und läßt den Tee zugedeckt ziehen. So können sich die wertvollen ätherischen Öle aus den Kräutern nicht verflüchtigen. Den Tee abseihen und möglichst umgehend in kleinen Schlucken trinken.

So kann man sich z. B. einen **Brennesseltee** bereiten. Auf eine Tasse Wasser nimmt man 2 Teelöffel getrocknetes und geschnittenes Brennesselkraut. Den Tee 10 Minuten ziehen lassen und dann abseihen. Wer täglich 2 bis 3 Tassen davon trinkt, wird die harntreibende Wirkung deutlich feststellen können.

Auch **Birkenblättertee** wirkt entstauend. Hier braucht man allerdings pro Tasse 2 Eßlöffel getrocknete und geschnittene Birkenblätter. Mit kochendem Wasser übergießen, 10 Minuten ziehen lassen, dann abseihen. Auch vom Birkenblättertee sollte man täglich 2 bis 3 Tassen trinken.

Zum Dauergetränk sollten solche entwässernden Tees allerdings nicht werden (dazu schmecken sie auch nicht gut genug). Raten Sie Ihrer Kundin mit Stauungsproblemen zu einer 3- bis 4wöchigen »Teekur«, danach sollte eine Pause eingelegt werden.

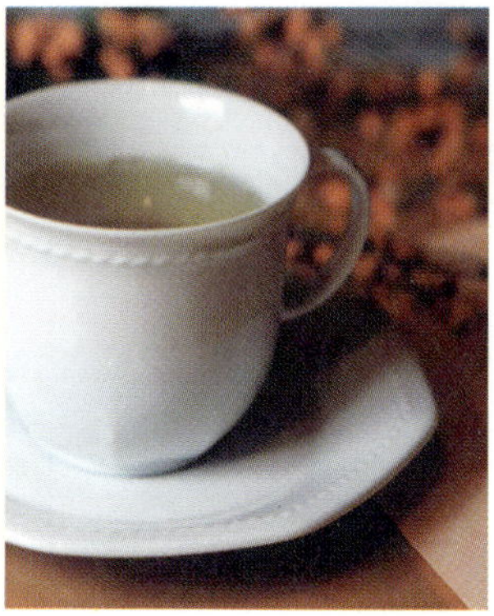

Übrigens gibt es in der Apotheke Brennesselkraut- und Birkenblättertee auch in Fertig-Teebeuteln zu kaufen. Damit läßt sich der Kräutertee noch einfacher und schneller zubereiten. Wer Kräutertees nicht gerne trinkt, sollte einmal Birkenblätter- oder Brennessel-**Pflanzensaft** probieren, die es ebenfalls in der Apotheke zu kaufen gibt.

Apparative Entstauung

Die Industrie bietet verschiedene Apparate zur Lymphdrainage an. Meist handelt es sich um Geräte, die aus mehreren **Luftkammern** bestehen und manschettenartig um den Arm oder das Bein gelegt werden. Die Luftkammern werden der Reihe nach vollgepumpt, so daß unterschiedliche Kompressionsdrücke entstehen, die die Lymphe zum Rumpf hin weiterschieben. Die Wirkung dieser Geräte reicht aber nicht annähernd an die der manuellen Lymphdrainage heran. Physiotherapeuten wenden bei starken Ödemen an Armen oder Beinen die apparative Entstauung **zusätzlich** zur manuellen Lymphdrainage an.

Für das Kosmetikinstitut sind Entstauungsgeräte in der Regel nicht notwendig.

Einmal, weil sich damit nur Arme und Beine oder Bauch, nicht aber Brust und Rücken und natürlich auch nicht die klassischen kosmetischen Hautbereiche im Gesicht, am Hals und am Dekolleté behandeln lassen. Andererseits, weil ein Apparat niemals so feinfühlig auf die jeweilige Beschaffenheit der Haut und des darunterliegenden Gewebes eingehen kann (und auch nie den gleichen Effekt erzielen wird) wie die geschulte Hand der Kosmetikerin. Eine gute und individuelle Behandlung ist aber genau das, was sich Ihre Kundin wünscht – kein noch so ausgeklügeltes Entstauungsgerät wird deshalb Ihrer manuellen Lymphdrainage ernsthaft Konkurrenz machen können!

Test Fragen

34. Wie sollte ein Behandlungsraum für manuelle Lymphdrainage ausgestattet sein, damit Sie und Ihre Kundin sich wohlfühlen?
35. Welche Punkte sollten im Anamnesegespräch vor der ersten manuellen Lymphdrainage angesprochen werden?
36. Wann würden Sie für die manuelle Lymphdrainage Gleitmittel oder ein Massageöl verwenden?
37. Wie lange sollte Ihre Kundin nach der manuellen Lymphdrainage mindestens nachruhen und warum?

Auflösung der Testfragen auf S. 91 ff.

38. Warum unterstützen Atemübungen den Effekt der manuellen Lymphdrainage?
39. Welche Ernährungstips würden Sie einer Kundin geben, die zu Stauungen neigt?
40. Zu welchen Sportarten würden Sie einer nicht mehr ganz jungen Klientin raten? Begründen Sie Ihre Wahl.
41. Welche Kräutertees wirken entstauend ?
42. Nach welchem Prinzip arbeiten viele Entstauungsgeräte?
43. Welche Vorteile hat die manuelle Lymphdrainage gegenüber der apparativen Entstauung?

Die Grifftechniken der manuellen Lymphdrainage

Die manuelle Lymphdrainage setzt sich aus kleinen und größeren Kreisbewegungen zusammen, die entweder am Ort (**stehende Kreise**) oder fortschreitend durchgeführt werden. Die vier Finger der Hand werden flach auf die Hautoberfläche gelegt. Bei der sich anschließenden kreisförmigen Bewegung bleiben die Finger an gleicher Stelle. Diese kreisförmige Bewegung besteht aus einer Druck- (**Belastungsphase**) und einer Nullphase (**Entlastungsphase**). Der Wechsel zwischen Druck und Ausdehnung des Gewebes bei der Massage fördert sowohl die Aufnahme der Gewebsflüssigkeit in die Lymphkapillaren (s. S. 9) als auch durch die Anregung der Kontraktion der glatten Muskulatur der Lymphangionwände (s. S. 10 f.) den Weitertransport der Lymphe.

Der Massagedruck steigert sich in der ersten Kreishälfte von 0 auf 30 bis maximal 40 Torr, in der zweiten Kreishälfte nimmt man den Druck zurück, bis man schließlich ohne Druck am Ausgangspunkt anlangt.

Natürlich dosiert man den Druck je nach Haut- und Gewebebeschaffenheit: eine faltige, atrophische Haut werden Sie sanfter und vorsichtiger massieren als eine junge, robuste Haut. Die **Druckstärke** müssen Sie also bei jeder Kundin abhängig vom Befund individuell anpassen. Der Druck nimmt stufenlos gleitend zu und ab, denn nur so fördern Sie die Drainage, ohne daß Gewebe dabei zerstört wird. Die **Druckzeit** muß mindestens 1 Sekunde betragen, damit die träge Gewebsflüssigkeit überhaupt ins Strömen kommt. Den Druck richten Sie immer in Richtung des Lymphabflusses, d. h., die kreisförmige Druckzunahme orientiert sich an der Richtung der Klappen und damit an der **Lymphströmungsrichtung**.

Die Lymphdrainagegriffe werden typischerweise fünf- bis siebenmal an der gleichen Stelle **wiederholt.** Durch eine »großflächige« Technik erreichen Sie, daß viele Lymphgefäße erfaßt werden und das nachgiebige Gewebe gleichmäßig verformt und Verspannungen abgebaut werden.

Grundsätzlich sorgt man in der manuellen Lymphdrainage dafür, daß zuerst die **Abflußbahnen freigemacht** werden. Also: Sie arbeiten zunächst am Terminus (s. S. 15) und an verschiedenen Stationen des Halses, damit die Lymphe, die Sie später aus dem Gesicht mobilisieren, auch rasch abfließen kann.

Zusammenfassung

- **Druckstärke:** 0 bis maximal 40 Torr, je nach Hautzustand.
- **Druckzeit:** Mindestens 1 Sekunde.
- **Druckablauf:** Stufenlos zu- und abnehmend.
- **Griffablauf:** Breitflächige Kreise.
- **Griffwiederholung:** Fünf- bis siebenmal an der gleichen Stelle oder »spiralig« fortschreiten.
- **Druckrichtung:** Immer in Richtung des Lymphabflusses.
- **Behandlungsreihenfolge:** Abflußwege zuerst freimachen, also von proximal (herznah) nach distal (herzfern) arbeiten.

Wichtig ist, daß die manuelle Lymphdrainage niemals Mißempfindungen auslösen oder gar schmerzhaft sein darf und daß es zu keiner Hautrötung kommen sollte.

Was die einzelnen Grundgriffe anbelangt, so haben wir die Technik von Dr. Vodder etwas modifiziert.

Stehende Kreise

Diese Grifftechnik wenden wir vor allem im Gesicht, am Hals und Dekolleté oder auch über Lymphknotengruppen an.
Je nach Größe des Behandlungsgebiets legen Sie **alle** oder **einzelne Finger** flächig auf die Haut auf und verschieben die Haut kreisförmig. Achten Sie darauf, daß Sie nur geringen Druck in Richtung des Lymphabflusses ausüben. Die Senkrechte auf die Kleinfingerseite bestimmt meist die Abflußrichtung und damit die Handstellung. Die Druck- und die Nullphase des Griffes müssen Sie jeweils auf die anatomische Abflußrichtung anpassen. Die Kreise können auf der gleichen Stelle (»stehend«) ausgeübt werden oder auch fortschreitend.

Wichtig ist, daß die Kreisbewegungen oft genug, meistens fünfmal wiederholt werden, und daß Sie in einem bestimmten Behandlungsgebiet von herzfern nach herznah arbeiten.

An Armen, Beinen und am Körper können Sie die Kreise großflächiger ausführen, indem Sie entweder mit aufeinandergelegten Händen **»Hand auf Hand«** arbeiten oder die acht Langfinger beider Hände nebeneinander arbeiten lassen und zwar mit **»4 neben 4 flach aufliegenden Fingern«**.
Eine andere Variante sind die **»4 neben 4 aufgestellten Finger«** Sie stellen die Langfinger beider Hände auf und führen stehende Kreise mit den Fingerkuppen aus.
Auf kleinen Flächen, z. B. Hand- und Fußrücken sowie Ellenbeuge können Sie stehende Kreise mit den Daumen als »Daumenkreise« ausführen und zwar entweder parallel oder im Wechsel fortschreitend.

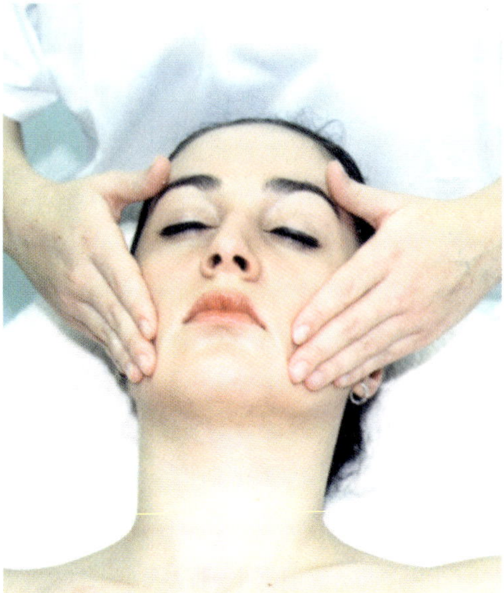

»Stehende Kreise«, mit **mehreren** Fingern durchgeführt.

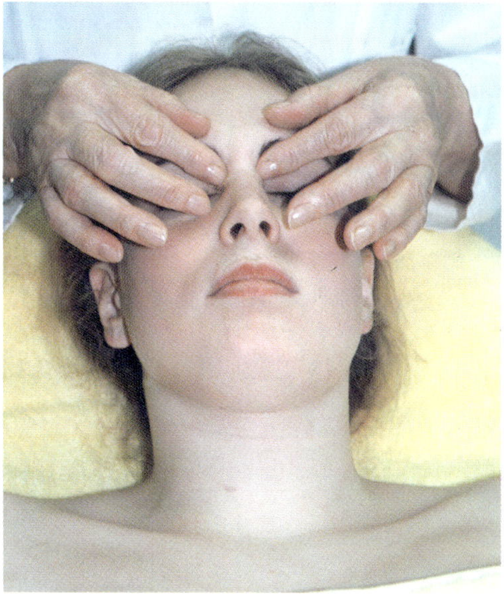

Im Gesicht können »stehende« Kreise auch mit **einem** Fingern ausgeübt werden.

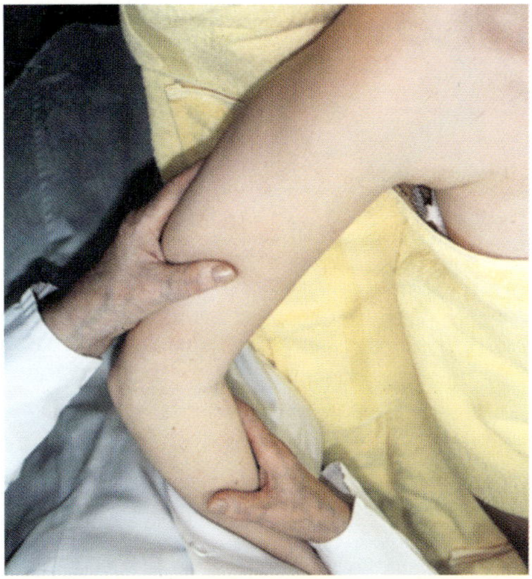

Schöpfgriff am Arm.

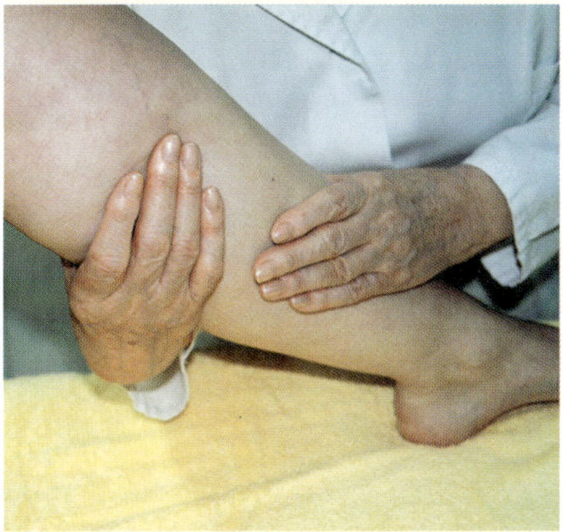

Schöpfgriff Schienbein/Wade.

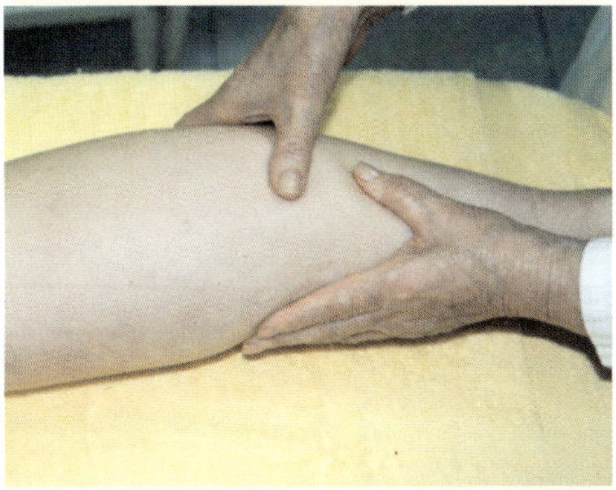

Schöpfgriff an der Wade.

Drehgriff (gleichsinnig)

Bei diesem Griff beschreiben der Daumen und die vier Langfinger eine gleichsinnige Drehbewegung. Die interstitielle Flüssigkeit wird über die Kleinfingerseite »herbeigeholt« und nach vorne drainiert. Die Richtung, in die Sie abdrainieren möchten, ist die Mitte des Winkels zwischen dem Daumen und den vier Langfingern.
Der gleichsinnige Drehgriff regt die glatte Muskulatur in den Lymphgefäßen optimal an, so daß viel Lymphe abtransportiert wird.
Dieser Griff wird an **großen Körperflächen** wie Rücken, Brust, Bauch angewendet und zwar einhändig oder beidhändig, parallel oder im Wechsel.
Üben Sie diesen Griff nicht mehrmals auf der Stelle aus, sondern schreiten Sie in **Bahnen** über ein bestimmtes Behandlungsgebiet von distal nach proximal fort. Wiederholen Sie jede Bahn ein paarmal.

Schöpfgriff (gegensinnig)

Der Daumen und die vier Langfinger führen eine gegensinnige, schöpfende Drehbewegung durch. Die Lymphabflußrichtung – und damit auch die Druckrichtung – liegt in der Mitte des Winkels zwischen dem Daumen und den vier Langfingern. Wenden Sie den Schöpfgriff in wiederholten **Bahnen** über einem bestimmten Behandlungsgebiet, meist an Armen und Beinen, an.
Mit dieser Grifftechnik gelingt es Ihnen, den Lymphabfluß auch in **tieferliegenden** Lymphgefäßen anzuregen.

Quergriff

Diese häufig vorkommende **Griffkombination** setzt sich zusammen aus dem **Schöpfgriff** einerseits und dem **stehenden Kreis** andererseits. Stehen Sie quer zur Abflußrichtung. Mit der fußwärtigen Hand führen sie einen Schöpfgriff aus, dem anschließend ein stehender Kreis mit der kopfwärtigen Hand folgt. Der Quergriff wird fortschreitend in **Bahnen** von distal nach proximal sowohl am Rumpf als auch an Armen und Beinen ausgeführt.

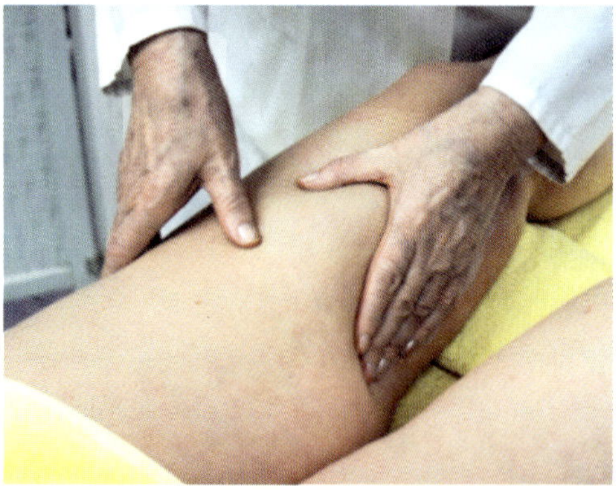

Schöpfgriff am Oberschenkel.

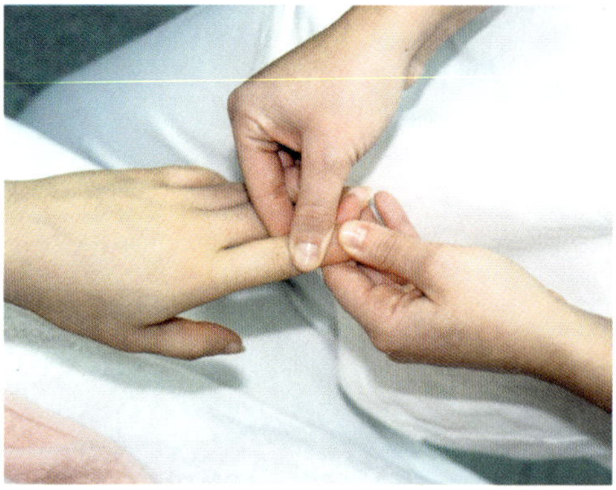

Schöpfgriffe am Finger.

Spezialgriffe

Jede Methode, die in der Praxis angewandt wird, entwickelt sich weiter – und das ist auch gut so. Neue Erkenntnisse kommen dazu, Grifftechniken werden verfeinert oder für neue Behandlungsziele erarbeitet.
Durch die jahrelange Anwendung der manuellen Lymphdrainage in Kliniken und speziellen Behandlungszentren wurden weitere sinnvolle Grifftechniken und Zusatzbehandlungen erarbeitet. Von den von Dr. Asdonk und seiner Frau, Frau Bartetzko-Asdonk, entwickelten Griffen werden hier nur einige genannt.

Rundumverschiebegriff

Daumen und Zeigefinger beider Hände bilden einen Ring, wobei das gestaute Gebiet, soweit möglich, umfaßt wird. Die gestaute Flüssigkeit wird schrittweise mit langandauernden, pumpenden Schöpfbewegungen nach proximal verschoben. In kleinen Schritten von distal nach proximal arbeiten.
Dieser Griff eignet sich zur Behandlung von **Cellulite** (s. S. 84 ff.).

Vollhandentstauungsgriff

Bei diesem Griff, den Sie bei **Cellulite** einsetzen können, handelt es sich um eine Abwandlung des Rundumverschiebegriffs. Beide Hände liegen flach, W-förmig im proximalen Stauungsbereich nebeneinander und verschieben die Flüssigkeit im Sinne des sogenannten Schöpfgriffes zur »offenen« Seite des »W« (nach proximal)

Hautfaltengriff

Diesen Griff können Sie anwenden, wenn sich im **Stauungsgebiet** eine Hautfalte abheben läßt. Fassen Sie mit der linken Hand eine Hautfalte und legen Sie dann den rechten Daumen möglichst großflächig an diese Falte an. Pumpen Sie jetzt mit dem Daumen gegen die Finger der linken Hand und dann mit einer leichten Drehung während des Griffes auch in die Tiefe des Gewebes. Auch diesen Griff wiederholen Sie sieben- bis zehnmal auf derselben Stelle. Wenn Sie diesen Griff ein paarmal wiederholt haben, werden Sie feststellen, daß die Hautfalte merklich dünner wird. Die Stauung wurde also erfolgreich abdrainiert.
Wenn Ihre Klientin an **Cellulite** (s. S. 84 ff.) leidet, werden Sie mit diesem Griff gute Ergebnisse erzielen.

Intensiv-Entstauungsgriffe im Gesichtsbereich

Bei Stauungen im Gesicht, wie sie beispielsweise bei **Rosacea** vorkommen und bei **Augensäckchen** setzen Sie drei Finger auf das gestaute Gebiet auf und »pumpen« mit stehenden Kreisen langsam und zart in Abflußrichtung. Bei diesem Griff können Sie manchmal eine »Welle« beobachten, die sich in Abflußrichtung bewegt und allmählich auflöst. Auf diese Weise vermindern Sie nicht nur Stauungen im Gesicht, Sie erreichen auch, daß die Hautporen im behandelten Gebiet sich sichtbar verkleinern.

Bei **starken Stauungen** im Gesicht erreichen Sie eine ähnlich intensive Wirkung, wenn Sie beide Hände zart auflegen, leicht »pumpen« und den Druck langsam zurücknehmen.

Test Fragen

44. Wie hoch darf der Druck, mit dem Sie bei der manuellen Lymphdrainage arbeiten, maximal sein?
45. Wie lange muß die Druckzeit bei der manuellen Lymphdrainage mindestens sein, damit die Gewebsflüssigkeit ins Strömen kommt?
46. Wie oft wiederholen Sie die Griffe an einer Stelle?
47. Wohin richten Sie den Druck bei den Griffen der manuellen Lymphdrainage?
48. Warum behandeln Sie vor einer Gesichtsbehandlung zunächst über dem Terminus?

Auflösung der Testfragen auf S. 91 ff.

Aufbau einer Lymphdrainage-Behandlung

Ganz gleich, ob Sie eine Teil- oder eine Ganzkörperbehandlung planen: fangen Sie immer mit **Ausstreichgriffen** (Effleurage) im Behandlungsgebiet an. Dies dient zur »Kontaktaufnahme« und entspannt und beruhigt Ihre Klientin.

Die Halsbehandlung, auch als **Lymphknotenkettenentleerung (LKK)** bezeichnet, ist der erste Schritt jeder Lymphdrainage, auch einer Teilbehandlung. Die Begründung liegt darin, daß zuerst das Gebiet und die nähere Umgebung der Einmündung der Lymphgefäße in den venösen Kreislauf hinter dem Schlüsselbein vorbehandelt werden müssen, damit die Lymphe abfließen kann, bevor man an einem anderen Körpergebiet arbeitet. Auch für die Weiterbehandlung gilt der Grundsatz: zuerst die **Abflußwege freimachen.** Es muß also das körpernahe (proximale) Gebiet vor dem körperfernen (distalen) Gebiet behandelt werden. Wenn Sie eine Armbehandlung durchführen, entleeren Sie zuerst die Achsel- und supraklavikulären Lymphknoten. Vor einer Beinbehandlung machen Sie zunächst die Abflußwege im Bauchraum und der Leiste frei (s. S. 85 Cellulite-Behandlung).

Innerhalb eines Behandlungsgebiets arbeiten Sie allerdings von distal nach proximal. Sie beginnen also beispielsweise bei der Behandlung des Oberschenkels kurz oberhalb des Knies und fahren fort in Richtung Leiste.

Im Anschluß arbeiten Sie sich nach distal (herzfern) vor. Am Bein folgt nach der Entleerung der Leistenlymphknoten die Behandlung des Oberschenkels, des Knies, des Unterschenkels und zuletzt des Fußes.

Beenden Sie jede Behandlung mit einer Effleurage.

- Die einzelnen Teil-Lymphdrainagen finden Sie auf S. 44 bis 72 detailliert beschrieben.

Wie lange und wie oft behandeln?

Eine Lymphdrainage »auf die Schnelle« bringt nichts. Für eine **Teilbehandlung** sollten Sie zu Beginn einer Behandlungsserie etwa eine halbe Stunde einkalkulieren; wenn Ihre Kundin zu niedrigem Blutdruck neigt, eventuell anfangs etwas kürzer behandeln. Die Behandlungsdauer kann im Lauf der Massage-Serie auf etwa 45 Minuten für eine Teilbehandlung gesteigert werden. Führen Sie eine **Ganzkörperbehandlung** einschließlich des Gesichtes durch, kann die Behandlung bis zu anderthalb Stunden dauern.

Um mit der manuellen Lymphdrainage sichtbare Erfolge zu erzielen, sollten Sie Serien von 10 bis 15 Sitzungen zu 30 Minuten durchführen. Zwei bis drei Behandlungen pro Woche sind zu Beginn einer Lymphdrainage-Kur mindestens notwendig.

Bitte beachten Sie, daß zu Beginn der Behandlung immer etwas Zeit vergeht, bis der Lymphfluß angeregt wird und sich steigert. Das gilt ganz besonders für gestautes Gewebe. Die erfahrene Kosmetikerin wird die Dauer der manuellen Lymphdrainage den jeweiligen Erfordernissen anpassen, d. h. sie wird z. B. an einer gestauten Stelle länger verweilen, die gesamte Behandlung aber auch nicht zu lange ausdehnen.

Allmählich können Sie dann die Behandlungsintervalle vergrößern, bis die Kundin nur noch etwa alle zwei Wochen zur Behandlung kommt. Im Einzelfall müssen Sie Behandlungsdauer und -häufigkeit vom jeweiligen Befund abhängig machen.

Schritt für Schritt sind Sie dabei! Bild und Text ergänzen sich und geben Ihnen Sicherheit. Jetzt geht's an die Praxis. Wenn Sie mit einem Hautarzt (oder dem Hautarzt Ihrer Kundin) zusammenarbeiten wollen, ist das Kapitel unterläßlich.

Praxis der manuellen Lymphdrainage

Kosmetische Lymphdrainage zur Gesundheitsvorsorge

Bevor Sie mit einer Teil- oder Ganzkörperbehandlung beginnen, schaffen Sie günstige Arbeitsbedingungen (s. S. 28 ff.). Sorgen Sie dafür, daß die Kundin nicht durch grelles Licht geblendet wird. Damit Ihre Kundin sich entspannen kann, sollte sie warm zugedeckt ein paar Minuten ruhen können.

Bei der Behandlung drainieren Sie viel Flüssigkeit aus dem Gewebe, die dann über die Niere ausgeschieden wird.
Bitten Sie deshalb Ihre Kundin, vor der Lymphdrainage die Toilette aufzusuchen.

Kopf, Gesicht, Dekolleté

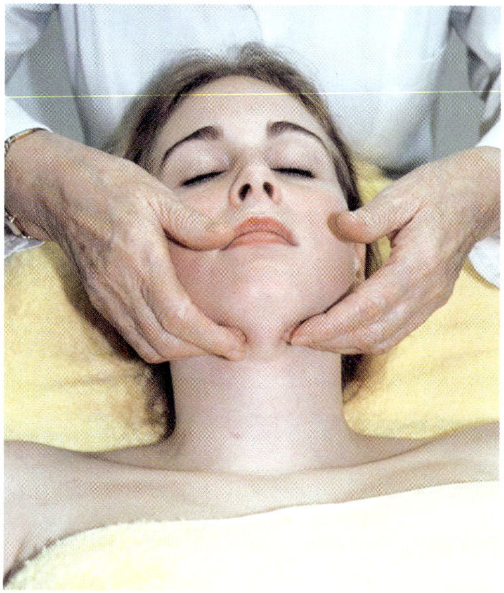

Die Kundin liegt auf dem Rücken. Bei der Gesichtsbehandlung führen Sie die Entleerung der Lymphknotenketten am Hals **sitzend hinter** der Kundin aus, bei der Teil- oder Ganzkörperlymphdrainage **stehend neben** der Behandlungsliege wie auf Seite 28 beschrieben.
Beginnen Sie mit einer **Ausstreichung:** führen Sie mit beiden Daumen gleichzeitig fächerförmige Striche von medial nach lateral durch, und zwar beginnend über dem Brustbein und dann über der Halsvorderseite.

Behandlung des Halses im Sitzen

Zunächst müssen die Lymphknotenketten am Hals behandelt werden, damit die Lymphe frei abfließen kann.

1. Profundus – Terminus Führen Sie 4-Finger-Kreise über den Lymphknotenketten der rechten und linken Halsseite vom Profundus bis zum Terminus in der oberen Schlüsselbeingrube durch. Die Fingerspitzen zeigen zum Terminus. Im Terminus wird der Druck in die Tiefe gegeben. 3 Ansätze. Beschreiben Sie an allen Behandlungsstellen je 5 stehende Kreise. 3 × ausführen.

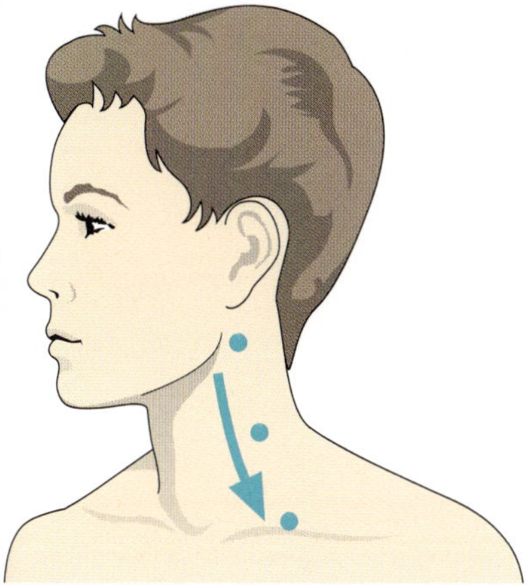

2. Linea nuchae Üben Sie stehende Kreise mit flachen Händen entlang der Hinterhauptslinie (2 Ansätze) von medial nach lateral (von der Mitte zur Seite) aus. 3 × ausführen.

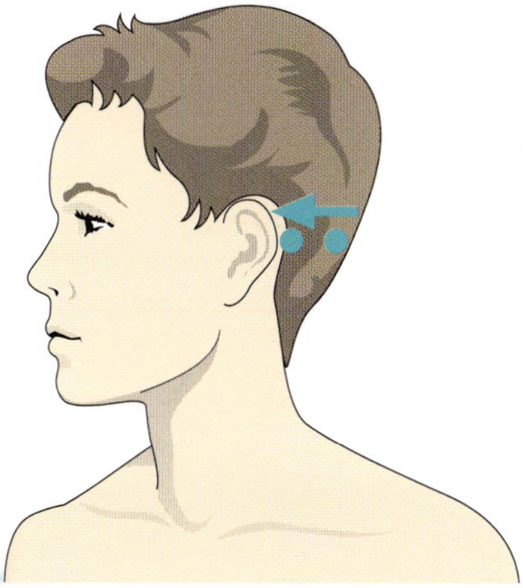

3. Okziput – Profundus – Terminus Arbeiten Sie mit 4-Finger-Kreisen vom Okziput (Hinterhauptsloch) bis zum Profundus. Danach folgen Sie in etwa dem Verlauf des Musculus sternocleidomastoideus
(Kopfwender) bis zum Terminus. Kreisen Sie an allen Behandlungspunkten 5 × auf der Stelle. 3 × ausführen.

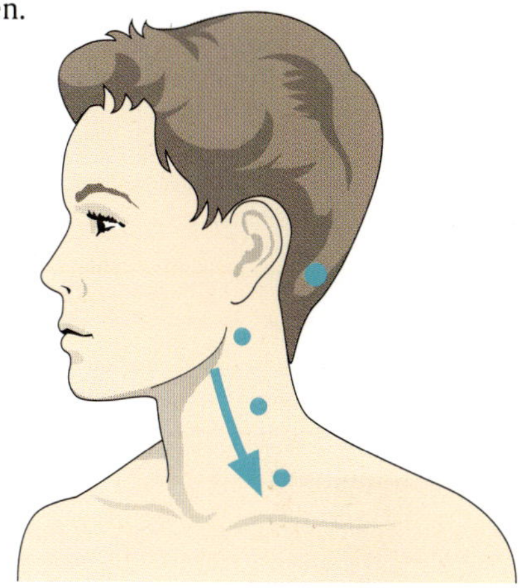

4. Mundbodenbehandlung Die Finger werden unter den Unterkiefer »eingehakt«. Führen Sie mit den Fingerbeeren stehende Kreise von der Kinnmitte beiderseits bis zum Kieferwinkel (Angulus) aus. Beim 1. Ansatz arbeiten der 3., 4. und 5. Finger, beim 2. Ansatz kommt der Zeigefinger dazu. Abflußrichtung zum Kieferwinkel und zu den oberen Halslymphknoten. Danach über den Profundus zum Terminus drainieren. 3 × ausführen.

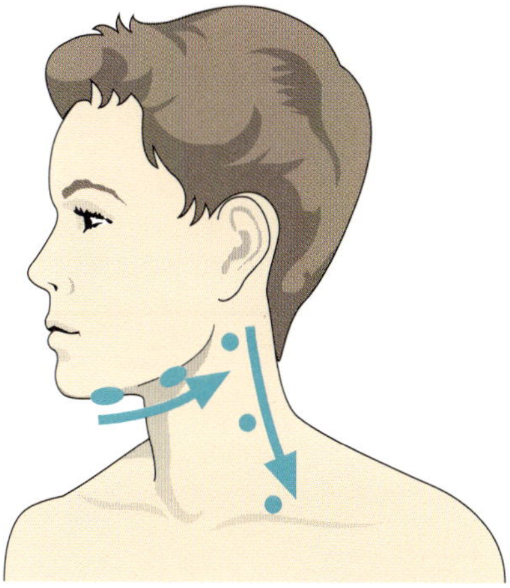

5. Gabelgriff (Parotis – Profundus – Terminus) Legen Sie einen oder zwei Finger vor das Ohr auf die Parotis-Lymphknoten, zwei oder drei Finger hinter das Ohr und führen stehende Kreise aus. Arbeiten Sie anschließend mit stehenden Kreisen über den Profundus bis zum Terminus. Behandeln Sie an allen Punkten 5 × auf der Stelle. 3 × ausführen.

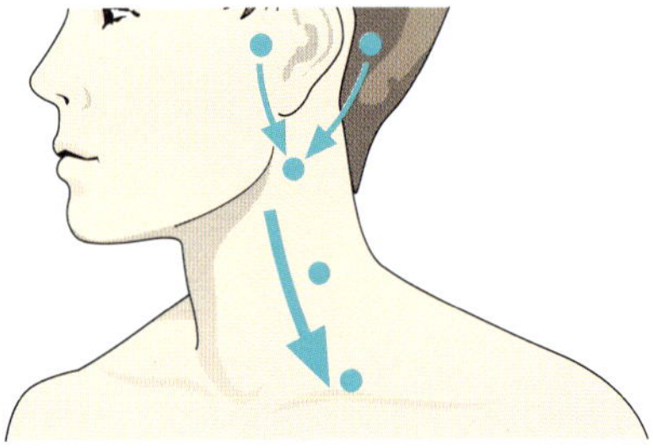

6. Beginnen Sie über der Schulter und dem Akromion mit Daumen-Hand-Kreisen und gehen Sie am Trapeziusrand auf 4-Finger-Kreise über. Arbeiten Sie am Trapeziusrand entlang bis zum Halsansatz und nach vorne bis zum Terminus. An allen Behandlungspunkten 5× auf der Stelle. 3× ausführen.

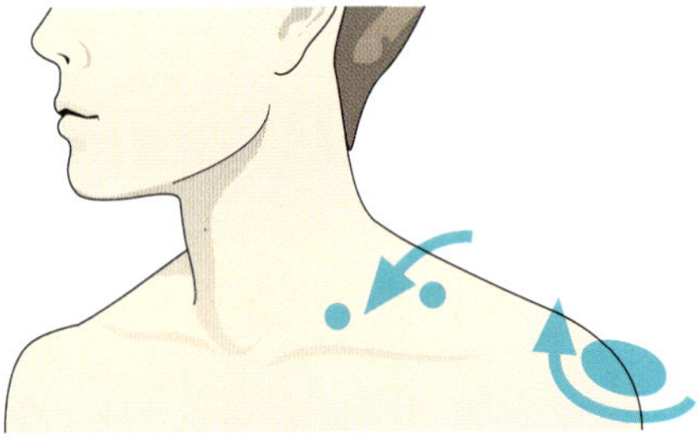

7. Beginnen Sie über der Schulter und dem Akromion mit Daumen-Hand-Kreisen. Fahren Sie fort mit 4-Finger-Kreisen beiderseits der Wirbelsäule in Höhe des 7. Halswirbels. Ziehen Sie Ihre Hände ca. zweifingerbreit schräg nach oben und arbeiten Sie mit 4-Finger-Kreisen über den Trapeziusrand bis zum Terminus. 3 × ausführen.

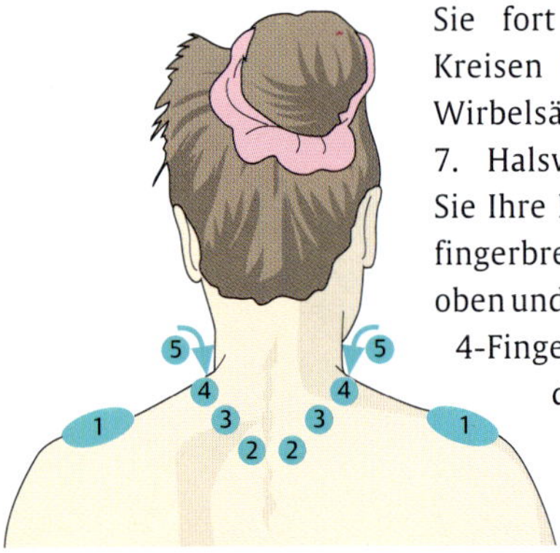

Gesichtsbehandlung

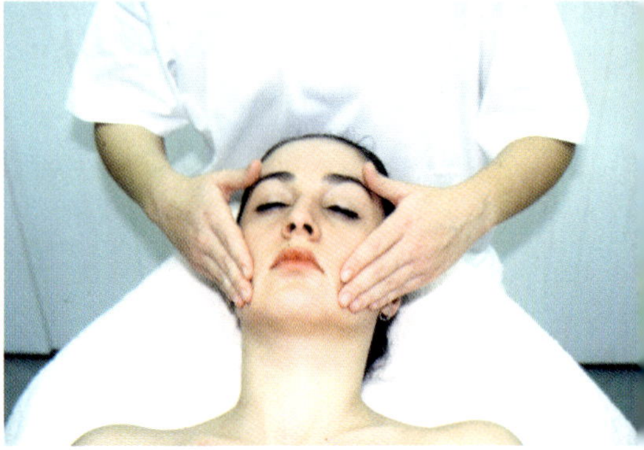

Bei der Gesichtsbehandlung sitzen Sie hinter Ihrer Kundin. Vorausgegangen ist die **Entleerung der Lymphknotenketten** am Hals.

Beginnen Sie wieder mit einer **Effleurage.** Beschreiben Sie 4-Finger-Striche von medial nach lateral nach beiden Seiten, und zwar je dreimal über Hals, Kinn, Unterlippe, Oberlippe, Nase und Stirn.

1. Mundbodenbehandlung Die Finger werden unter den Unterkiefer »eingehakt«. Führen Sie mit den Fingerbeeren stehende Kreise von der Kinnmitte beiderseits bis zum Kieferwinkel (Angulus) aus. Beim 1. Ansatz arbeiten 3., 4. und 5. Finger, beim 2. Ansatz kommt der Zeigefinger dazu. Abflußrichtung zum Kieferwinkel und zu den oberen Halslymphknoten. 3 × ausführen.

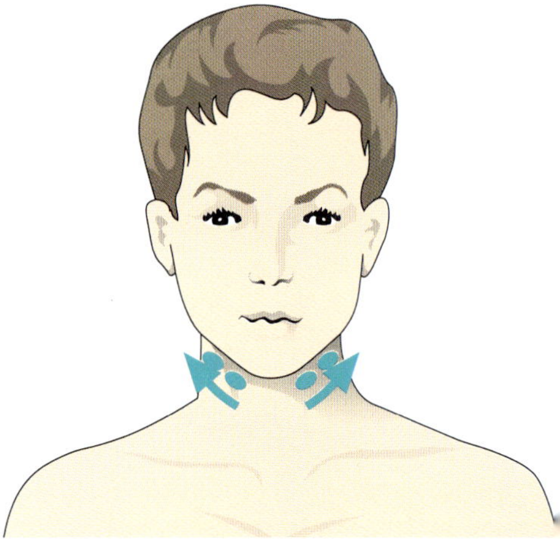

2. Unterlippenbehandlung Beginnen Sie unterhalb der Unterlippe mit 4-Finger-Kreisen beiderseits und beschreiben Sie diese Kreise jeweils 5 × auf der Stelle über den tastbaren Zahnwurzeln des Unterkiefers bis zum Angulus. Insgesamt 3 Ansätze, 3 × ausführen.

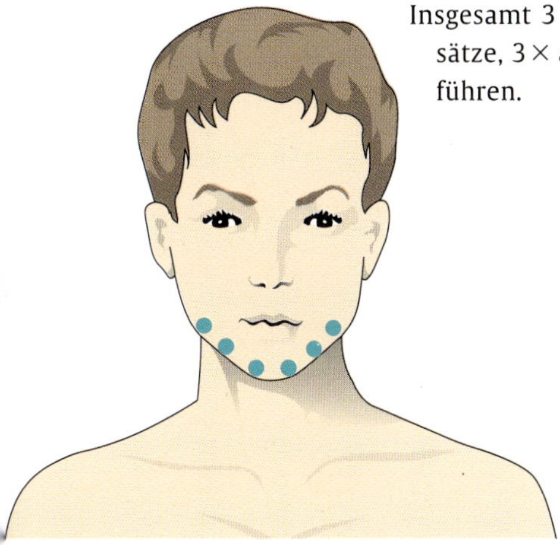

3. Behandlung von Oberlippe und Oberkiefer Starten Sie oberhalb der Oberlippe mit 4-Finger-Kreisen und führen Sie diese Kreise über den tastbaren Zahnwurzeln des Oberkiefers jeweils 5 × auf der Stelle durch, bis Sie seitlich am Angulus ankommen. 3 Ansätze, 3 × ausführen.

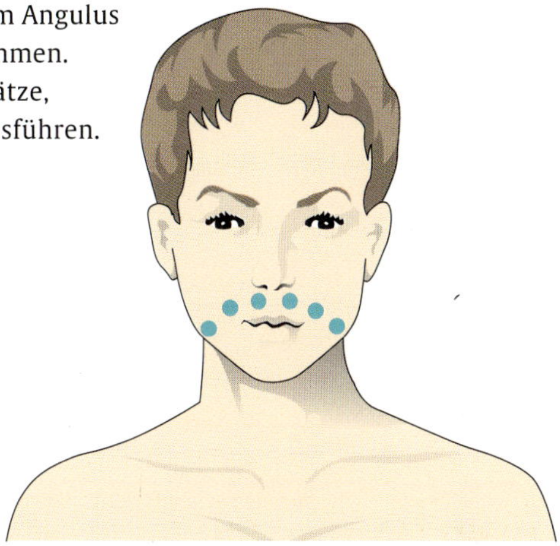

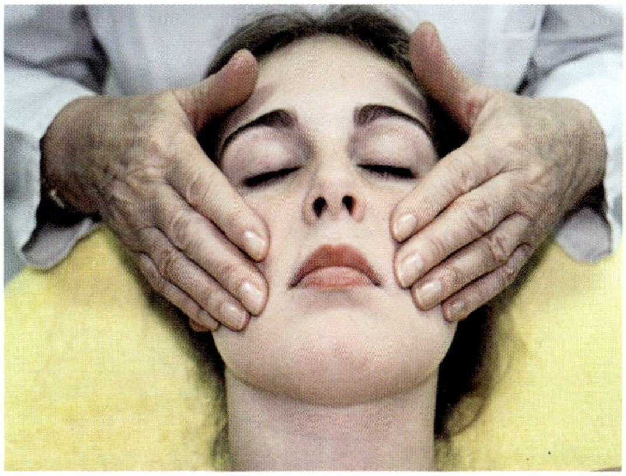

4. Nasenbehandlung Beginnen Sie mit dem Auspumpen am Nasenrücken, indem Sie mit dem rechten und linken Mittelfinger 1-Finger-Kreise beschreiben. Arbeiten Sie in dieser Reihenfolge:

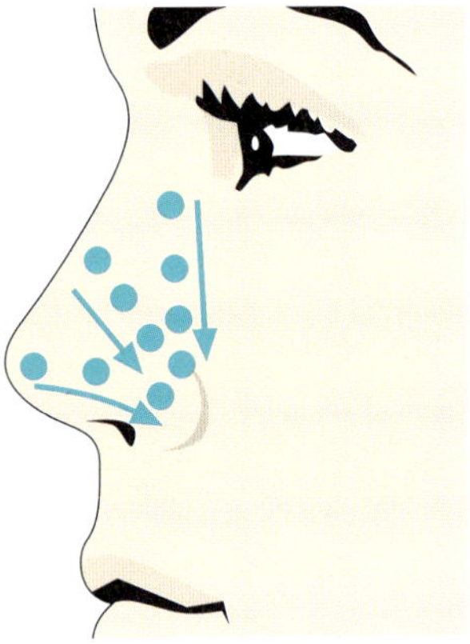

- Von der Nasenspitze in Richtung Nasenflügel (3 Ansätze),
- vom Knorpelansatz in Richtung Nasenflügel (3 Ansätze),
- von der Nasenwurzel in Richtung Nasenflügel (4 Ansätze).

Beschreiben Sie an jeder Ansatzstelle 5 stehende Kreise. 1 × ausführen.

Es folgt das »Andrücken« der Nase mit den Daumen, wobei die Langfinger auf dem Mundboden anliegen. Arbeiten Sie auch beim »Andrücken« in der oben beschriebenen Reihenfolge. 1 × ausführen.

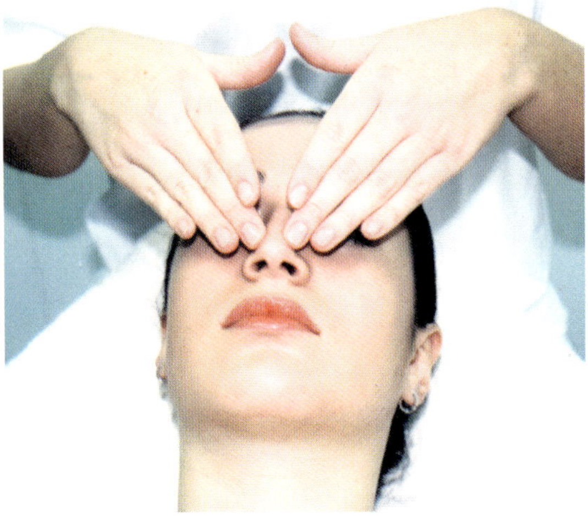

»Lange Reise« Bei der »langen Reise« starten Sie unterhalb des Auges, dann wandern Sie über die Wangen, den Mundboden über den Profundus bis zum Terminus.

Beginnen Sie also am beiderseits tastbaren Knochenrand (Jochbeinbogen) unterhalb des Auges mit 4-Finger-Kreisen und führen Sie diese an jedem Behandlungspunkt 5 × auf der Stelle durch. Wandern Sie seitwärts über die Wangen, an den Mundwinkeln vorbei bis zur Kinnspitze. Schließen Sie eine Mundbodenbehandlung an und drainieren Sie dann über den Profundus zum Terminus. 1 × ausführen.

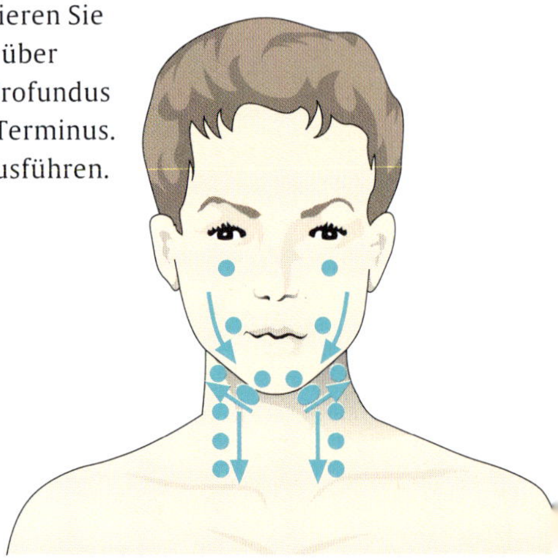

6. Abrollgriff Setzen Sie mit den Daumenrücken an der Nasenwurzel an und rollen Sie mit der Daumenseite ab über die Nasolabialfalte bis zum Angulus. 1 × ausführen.

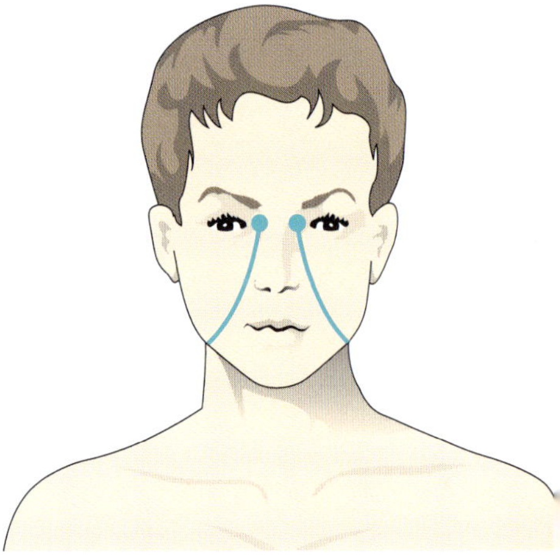

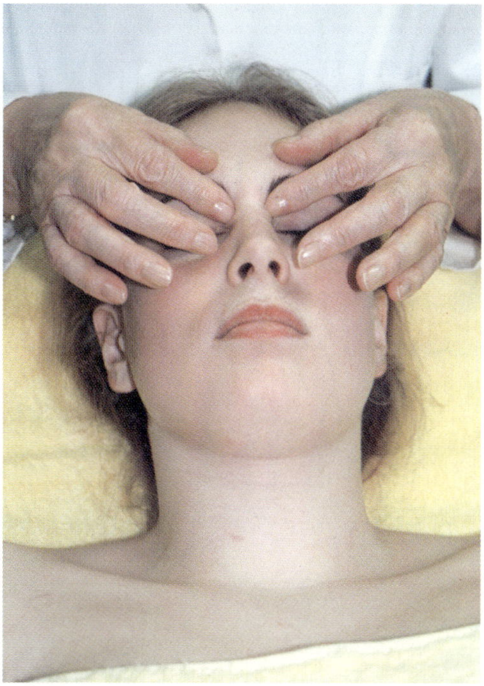

Augenbehandlung

Mit den folgenden Griffen können Sie sehr gut Stauungen im Augenbereich, Augensäckchen und Augenschatten behandeln. Beachten Sie die unterschiedlichen Abflußgebiete am Auge.

1. Spirale am Tränenkanal Setzen Sie den Mittelfinger auf das Tränenpünktchen auf und pumpen Sie einmal nach unten. Gleiten Sie wenige Millimeter in Richtung Lidmitte und pumpen Sie ebenfalls einmal nach unten. 3 Ansätze, 1 × ausführen.

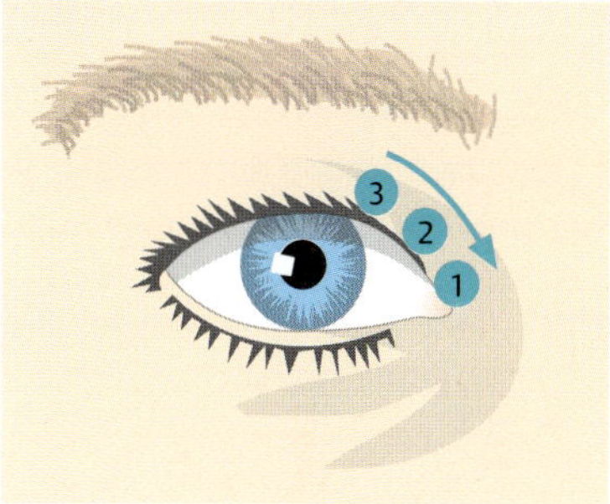

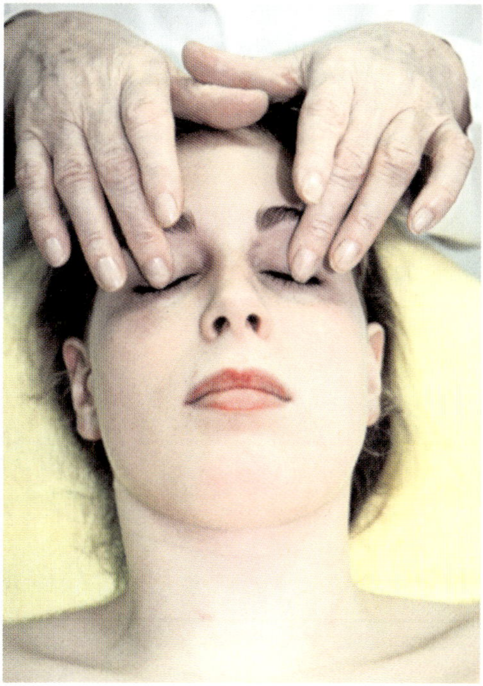

2. Kopfschmerzgriff Beginnen Sie mit dem Mittelfinger am inneren oberen Rand der Augenhöhle mit stehenden 1-Finger-Kreisen, die Sie jeweils 5x auf der Stelle durchführen. Arbeiten Sie sich zum äußeren Rand der Augenhöhle vor. Am unteren Rand der Augenhöhle drainieren Sie vom äußeren Rand hin zum inneren Rand (von lateral nach medial). 3 × ausführen.

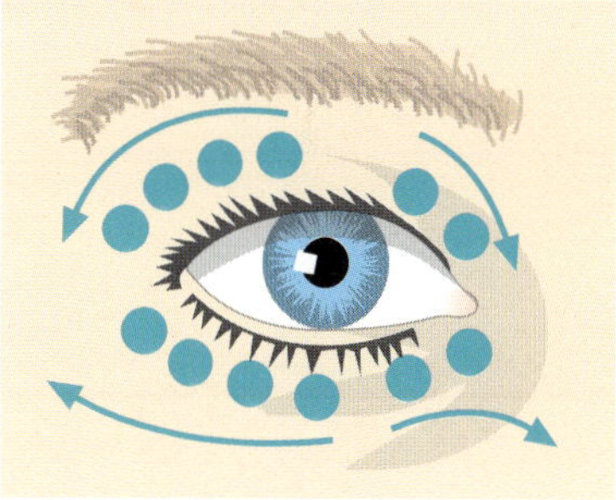

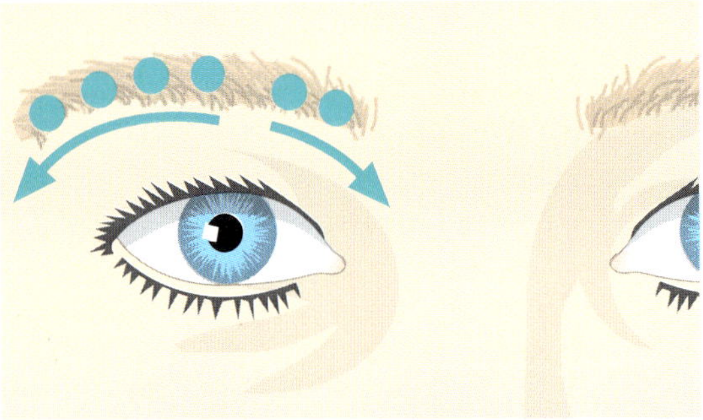

3. Auspumpen der Augenbrauen Pumpen Sie im Verlauf der Augenbraue je einmal mit Zeigefinger und Daumen. Führen Sie diesen Griff an 5 bis 6 Stellen durch. Legen Sie dafür den Daumen oberhalb der Augenbraue, den Zeigefinger unterhalb der Augenbraue flach auf. Wechseln Sie die Position der beiden Finger am dritten Ansatzpunkt. 3 × ausführen.

4. »Klavierspielen« Setzen Sie die vier Langfinger leicht auf den oberen knöchernen Augenrand. Der Zeigefinger übt einen leichten Druck auf den Nervenaustrittspunkt aus, die anderen Finger rollen nacheinander ab. Zuerst entlang des oberen, dann des unteren knöchernen Randes der Augenhöhle. 3 × ausführen.

5. Führen Sie bei geschlossenem Oberlid zarte 1-Finger-Kreise über dem Augapfel durch. 5 × auf der Stelle. Beginnen Sie am inneren Augenwinkel und arbeiten Sie zum äußeren Augenwinkel hin. 3 Ansatzpunkte, 3 × ausführen.

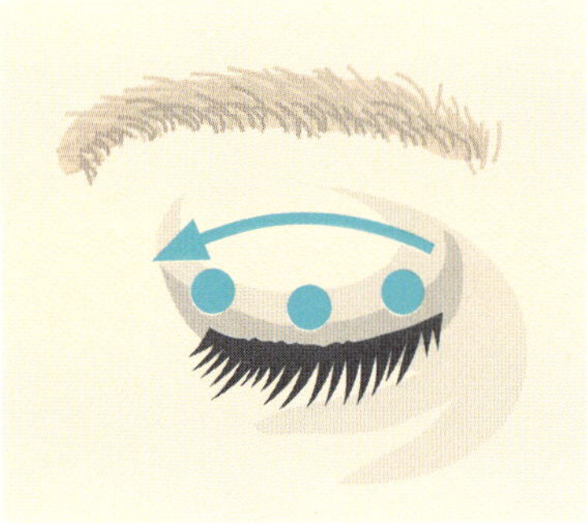

6. Augapfelgriff (Abrollgriff) Setzen Sie die Daumenspitzen an der Nasenwurzel auf. Nun »rutschen« Sie mit dem Daumen in den inneren Augenwinkel ein und rollen den Daumen sanft über den Augapfel ab. 1 × ausführen.

Stirnbehandlung

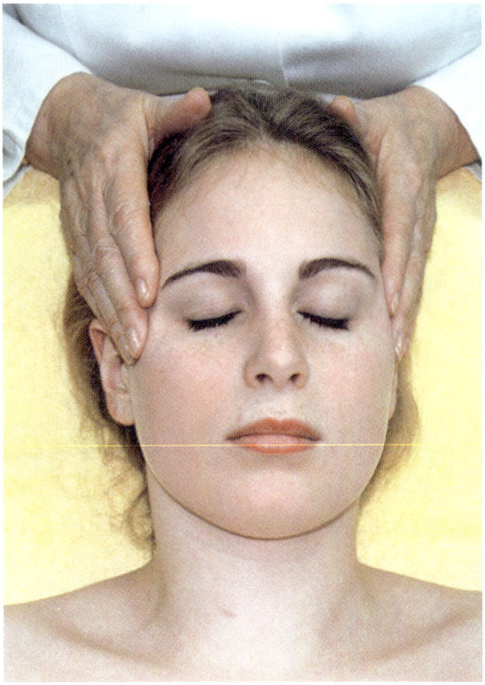

1. Auspumpen der Glabella (Hautpartie auf der Stirn zwischen den Augenbrauenbögen). Führen Sie an der Glabella mit dem rechten und dem linken Mittelfinger stehende Kreise, 5 × auf der Stelle, aus. 2 Ansätze, 3 × ausführen.

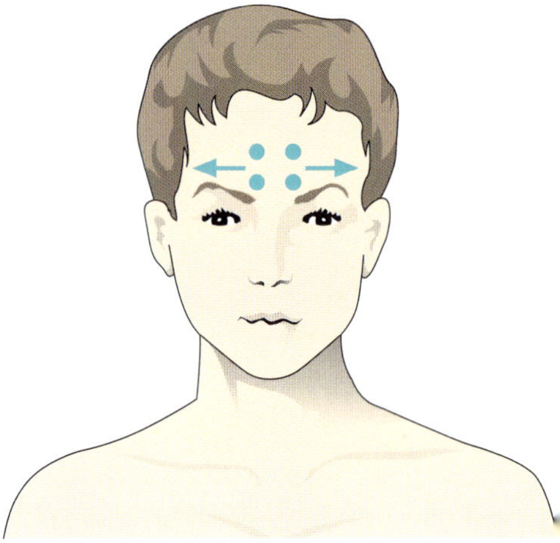

2. Es folgen 4-Finger-Kreise von der Stirnmitte ausgehend schräg zur rechten und linken Schläfe. Arbeiten Sie 5 × auf der Stelle in 3 Ansätzen. 3 × ausführen.

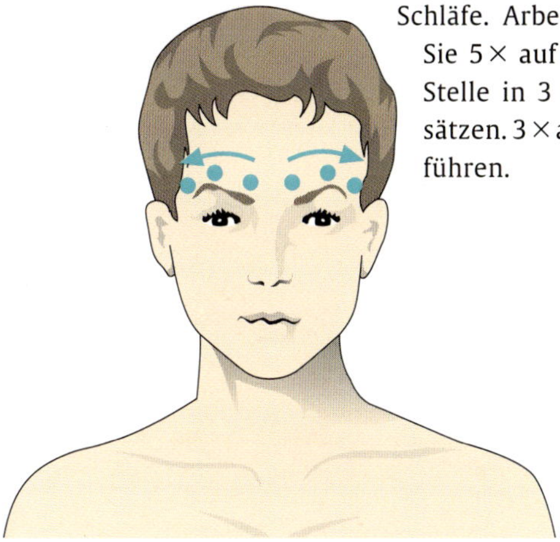

3. Legen Sie die Hände flächig auf die Stirn und die angrenzende Kopfhaut auf. Führen Sie stehende Kreise aus, wobei die Kopfhaut mitbewegt werden soll, in mehreren Ansätzen von der Stirnmitte bis zur Schläfe. Führen Sie das 3 × aus und leiten dann über die Ohrspeicheldrüse bis zum Profundus und Terminus ab. Die Grifffolge Profundus – Terminus wird intensiv ausgeführt, d. h. mehrere Male hintereinander. 3× ausführen.

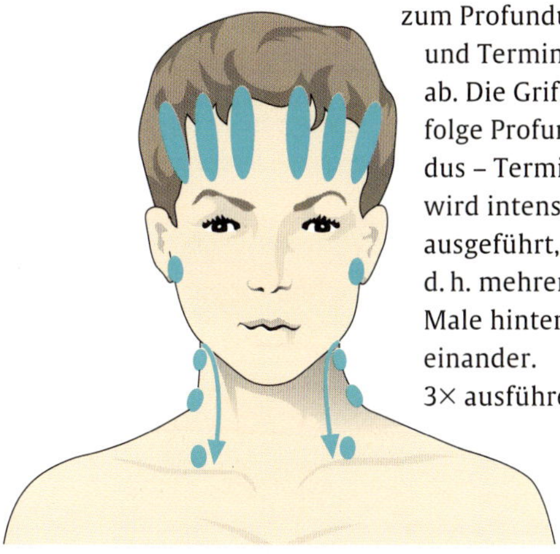

4. Abschlußgriffe Streichen Sie mit den Daumenballen ausgehend von der Stirnmitte bis zur rechten und linken Schläfe. Nun streichen Sie mit dem Daumen von der Nase bis zur rechten und linken Ohrspeicheldrüse. Wiederholen Sie diese Ausstreichgriffe mit der flachen Hand.

Dekolleté-Behandlung

Beginnen Sie mit 2 bis 3 Streichungen vom Brustbein zur Achselhöhle.

1. Führen Sie stehende 4-Finger-Kreise mit flacher Hand beiderseits auf dem Dekolletébereich aus. Die Daumen liegen dabei unterhalb des Schlüsselbeins. 3 × ausführen.

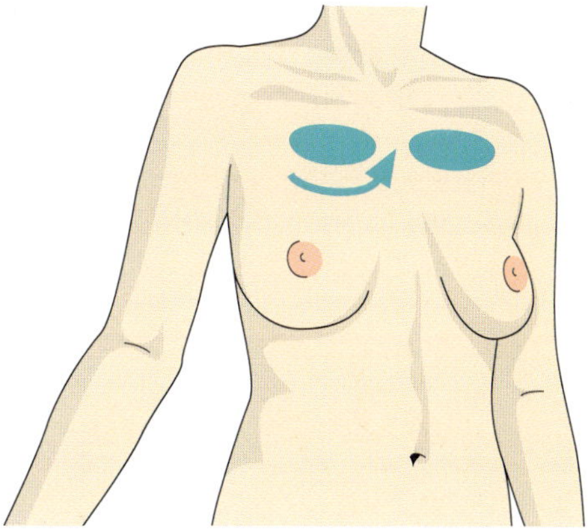

2. Es folgen von der Achselhöhle bis zum Schlüsselbein 4-Finger-Kreise 5 × auf der Stelle. 2 – 3 Ansätze, 3 × ausführen.

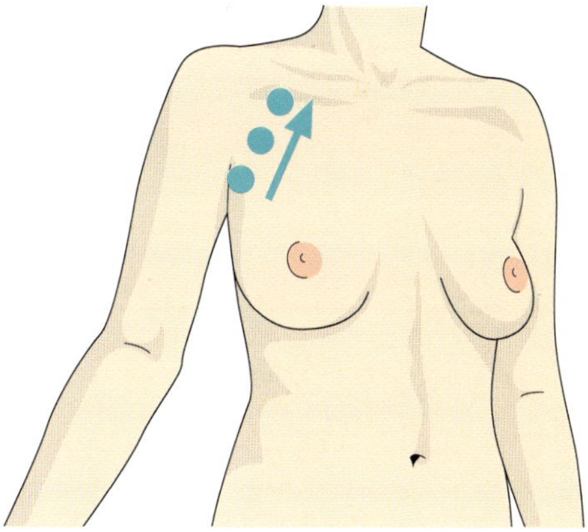

3. Arbeiten Sie jetzt mit flacher Hand an der Körperaußenseite. Fließrichtung Achselhöhle. Beschreiben sie dann 4-Finger-Kreise in der Achselhöhle und an der Innenseite des Oberarms mit Fleißrichtung zur Achselhöhle.
3 × ausführen.

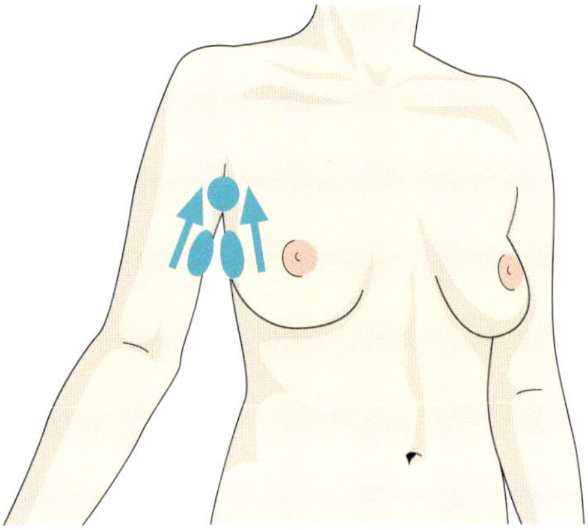

Behandlung des vorderen Halses im Stehen

Bei einer Teil- oder Ganzkörperlymphdrainage führen Sie die Entleerung der Halslymphknotenkette **neben** der Behandlungsliege **stehend** aus.

Beginnen Sie mit einer **Ausstreichung:** führen Sie mit beiden Daumen gleichzeitig fächerförmige Striche von medial nach lateral durch und zwar beginnend über dem Brustbein und dann über der Halsvorderseite.

1. Profundus – Terminus Üben Sie 4-Finger-Kreise über der rechten und linken Lymphknotenkette vom Profundus bis zum Terminus durch. Beschreiben Sie an 3 Behandlungsstellen je 5 stehende Kreise.
3 × ausführen.

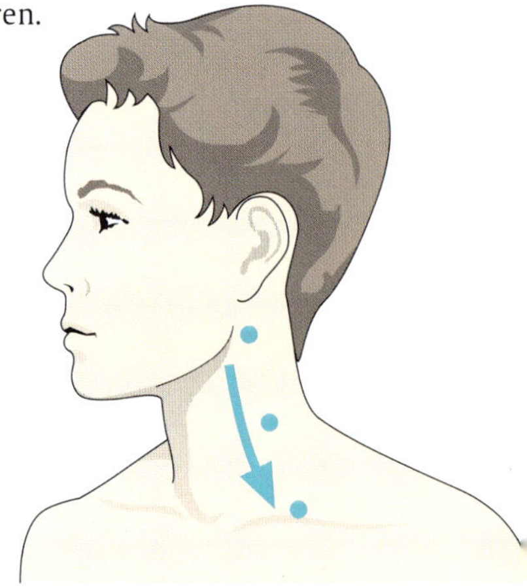

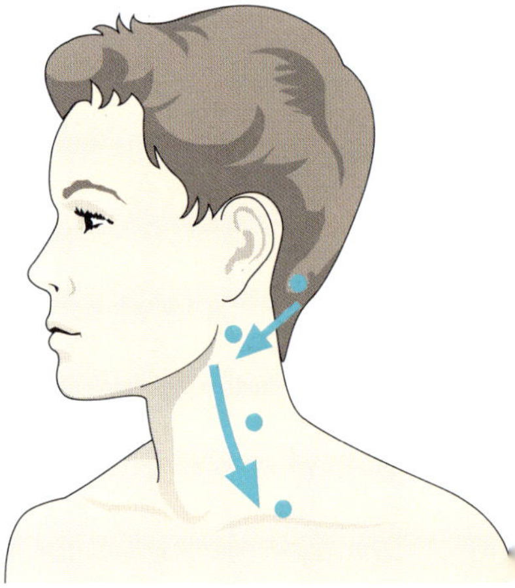

2. Okziput – Profundus – Terminus: Arbeiten Sie mit 4-Finger-Kreisen vom Okziput (Hinterhauptsloch) bis zum Profundus. Danach folgen Sie in etwa dem Verlauf des Musculus sternocleidomastoideus (Kopfwender) bis zum Terminus. Kreisen Sie an allen Behandlungspunkten 5 × auf der Stelle. 3 × ausführen.

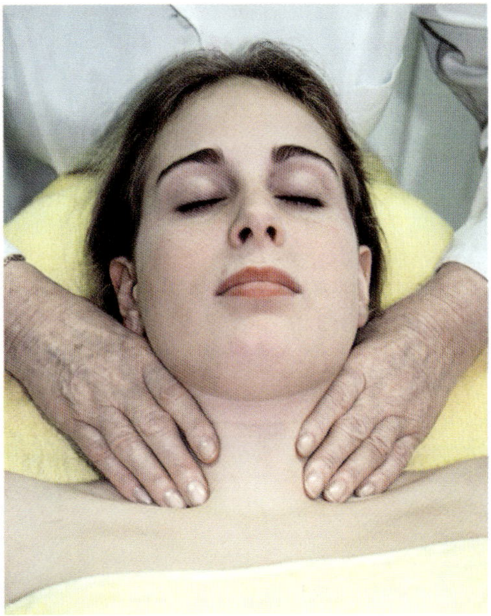

Für die Mundbodenbehandlung stellen Sie sich hinter die Behandlungsliege.

3. Mundbodenbehandlung Die Finger werden unter den Unterkiefer »eingehakt«. Führen Sie mit den Fingerbeeren stehende Kreise von der Kinnmitte beiderseits bis zum Kieferwinkel (Angulus) aus. Beim 1. Ansatz arbeiten der 3., 4. und 5. Finger, beim 2. Ansatz kommt der Zeigefinger dazu. Abflußrichtung zum Kieferwinkel und zu den oberen Halslymphknoten. Danach stellen Sie sich wieder neben die Behandlungsliege und drainieren über den Profundus zum Terminus.

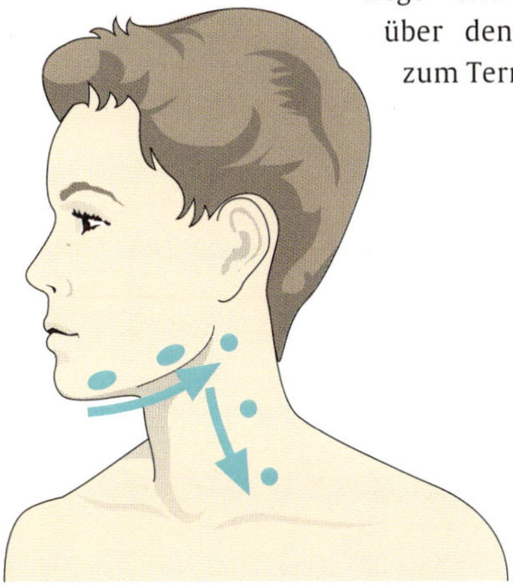

4. Gabelgriff (Parotis – Profundus – Terminus) Legen Sie einen oder zwei Finger vor das Ohr auf die Parotis-Lymphknoten, zwei oder drei Finger hinter das Ohr und führen stehende Kreise aus. Arbeiten Sie anschließend mit stehenden Kreisen über den Profundus bis zum Terminus. Behandeln Sie an allen Punkten 5 × auf der Stelle. 3 × ausführen.

5. Schulter – Schlüsselbein – Terminus
Beginnen Sie über der Schulter und dem Akromion mit Daumen-Hand-Kreisen und gehen Sie dann im Bereich oberhalb des Schlüsselbeins in 4-Finger-Kreise über. Arbeiten Sie bis zum Terminus. An allen Behandlungspunkten 5 × auf der Stelle. 2 – 3 Ansätze, 3 × ausführen.

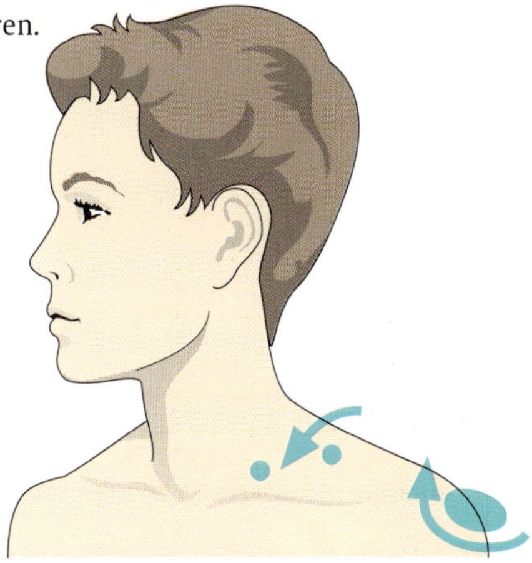

6. Beginnen Sie über der Schulter und dem Akromion mit Daumen-Hand-Kreisen und ge-

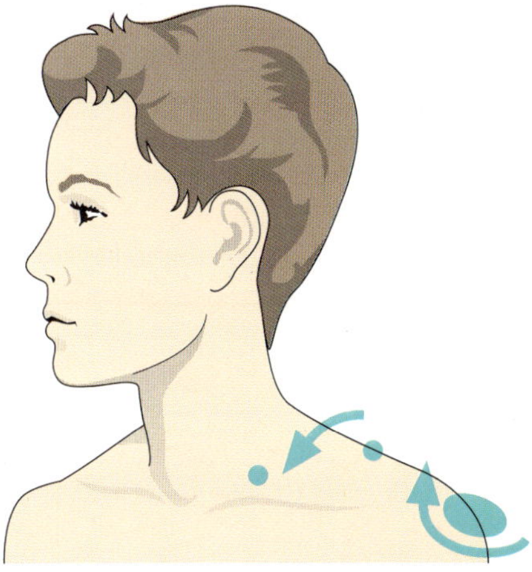

hen Sie dann in stehende 4-Finger-Kreise über, und zwar entlang des Trapeziusrandes bis zum Halsansatz und dann nach vorne bis zum Terminus. 3 × ausführen.

Arm und Hand

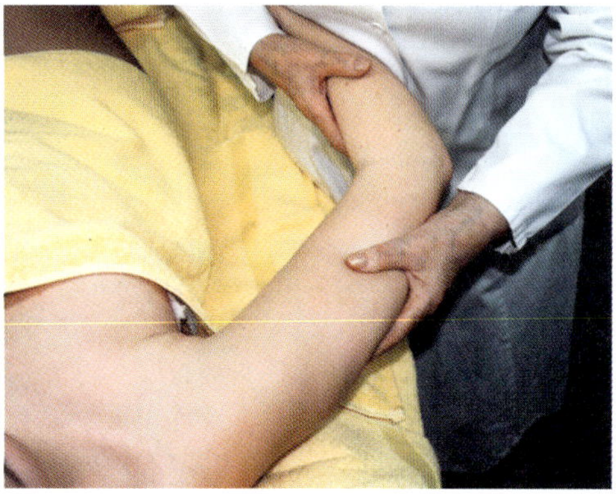

Die Klientin liegt auf dem Rücken. Stellen Sie sich seitlich **neben** die Behandlungsliege. Beginnen Sie mit einer **Ausstreichung** des gesamten Armes, von den Fingern bis zur Schulter.

Oberarm

1. Den Auftakt bildet der »Mercedesstern« mit 3 Ansätzen:

- 4-neben-4-Finger-Kreise mit den Fingerbeeren auf dem vorderen Schulterbereich, von den Achsel- bis zu den supraklavikulären Lymphknoten. Druckrichtung zum Terminus.
- 4-neben-4-Finger-Kreise an der Oberarminnenseite. Druckrichtung Achselhöhle.
- 4-auf-4-Finger-Kreise am großen Brustmuskel in der Nähe der Achselhöhle. Dabei liegt die fußwärtige Hand mit der Kleinfingerseite in der Achselhöhle.

3 × ausführen.

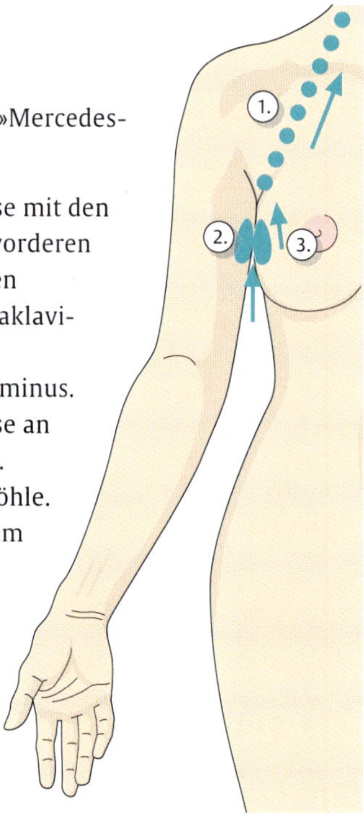

2. Führen Sie jetzt Schöpfgriffe wechselweise an der Innen- und Außenseite des Oberarms von distal nach proximal durch. 3 × ausführen.

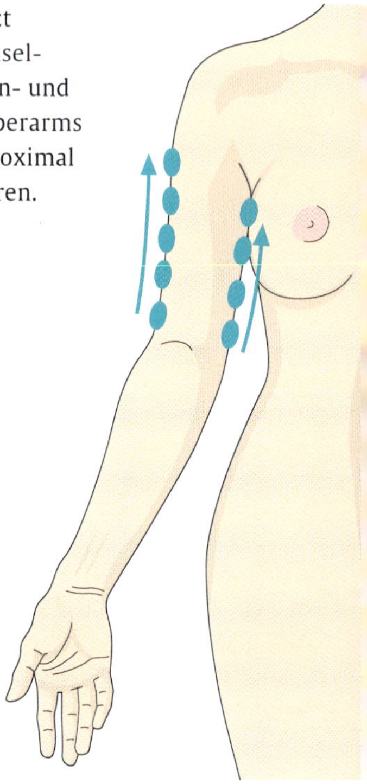

3. Es folgen Schöpfgriffe an der Außenseite des Oberarms über die Schulter hinweg bis hin zum Terminus. 3 × ausführen.

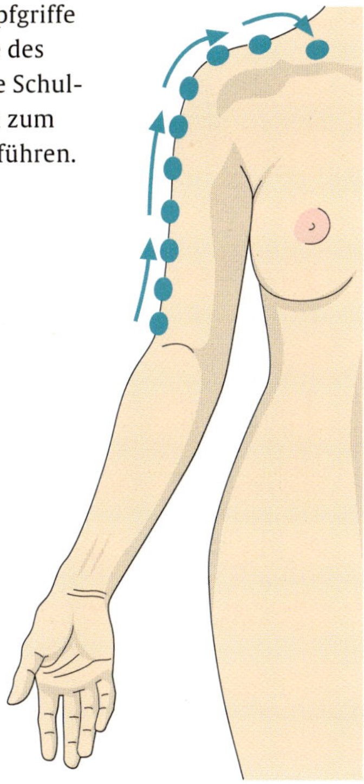

4. Mit Quergriffen an der Innenseite, der Außenseite und der Rückseite schließen Sie die Behandlung des Oberarms ab. 3 × ausführen.

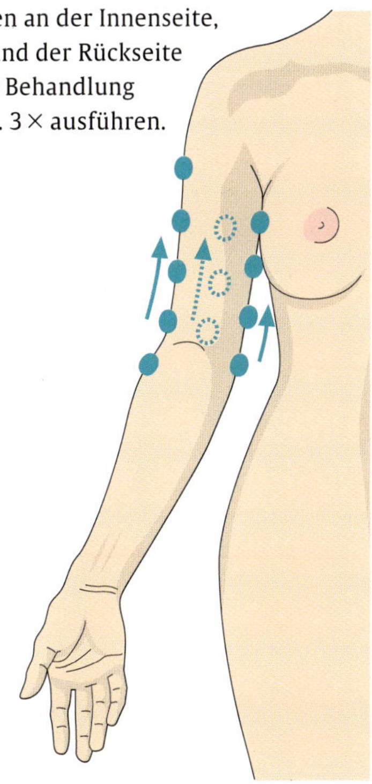

Ellenbeuge

1. Starten Sie mit stehenden 4-Finger-Kreisen mit flacher Hand in der Ellenbeuge. Es arbeitet nur die kopfwärtige Hand.
3 × ausführen.

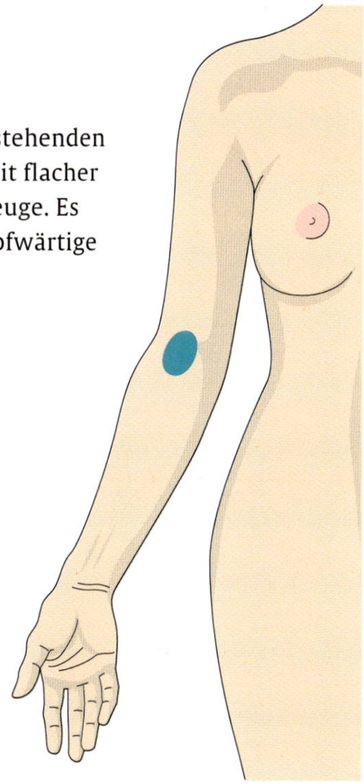

2. Führen Sie dann mit der fußwärtigen Hand Daumenkreise quer durch die Ellenbeuge durch, und zwar ausgehend von der Außenseite in Richtung Innenseite (von lateral nach medial).
3 × ausführen.

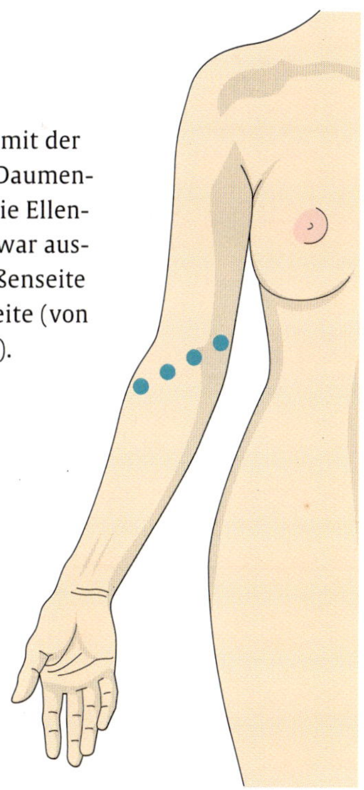

3. Es folgen 4-Finger-Kreise in der gleichen Richtung wie unter 2. beschrieben. 3× ausführen.

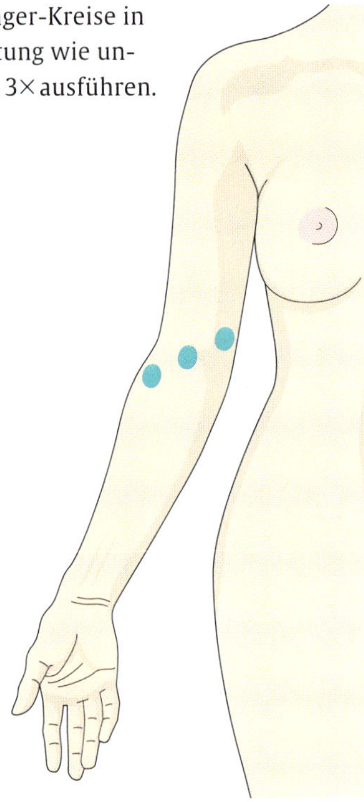

4. Daumenkreise mit beiden Daumen im Wechsel in mehreren Bahnen rund um das Ellenbogengelenk – von distal nach proximal – runden die Behandlung der Ellenbeuge ab. 1 × ausführen.

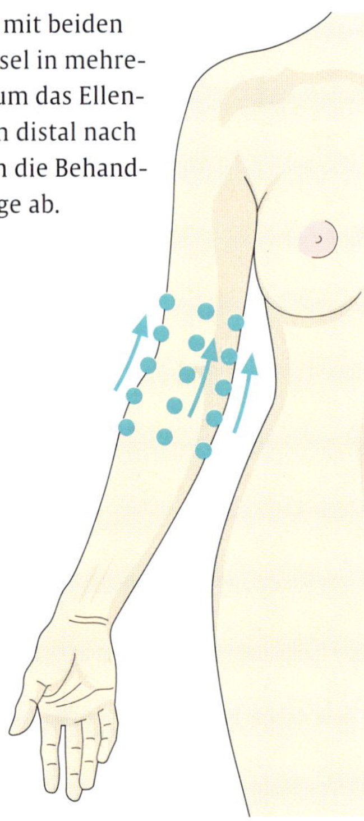

Unterarm

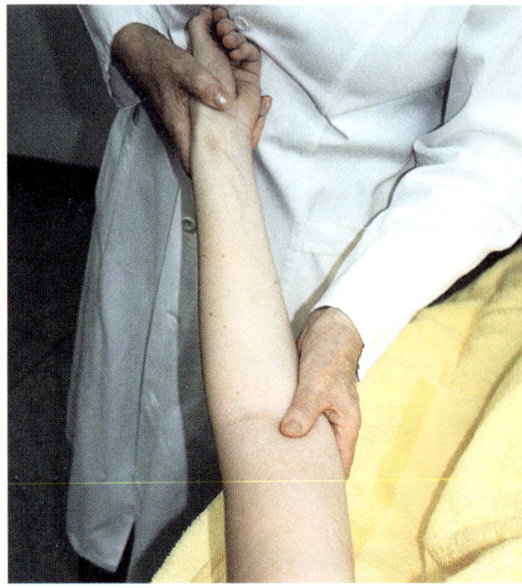

1. Führen Sie mit einer Hand Schöpfgriffe durch, und zwar an der Radialseite (Daumenseite) und auch an der Ulnarseite (Kleinfingerseite) des Unterarms. 3× ausführen.

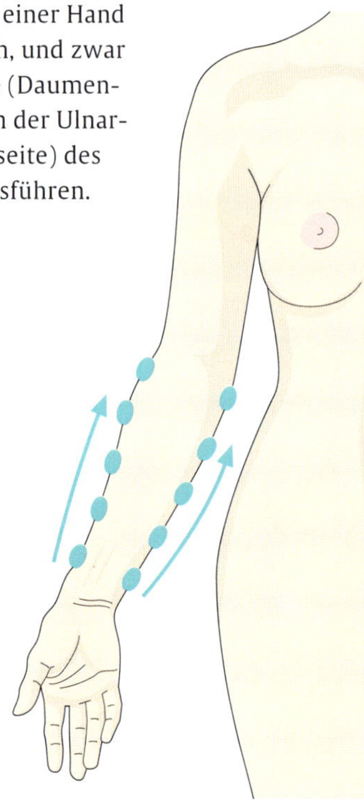

2. Quergriffe auf der Dorsalseite (Seite des Handrückens) und auf der Volarseite (Seite der Handinnenfläche) des Unterarms schließen sich an. 3 × ausführen.

Hand

1. Beginnen Sie mit Daumenkreisen um das Handgelenk. 3 × ausführen.

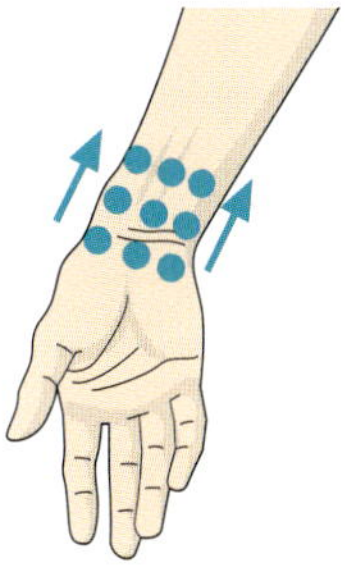

2. Lassen Sie Daumenkreise durch die Handinnenfläche folgen (1 × ausführen) und

3. führen Sie dann Daumenkreise auch über dem Handrücken durch. 1 × ausführen.

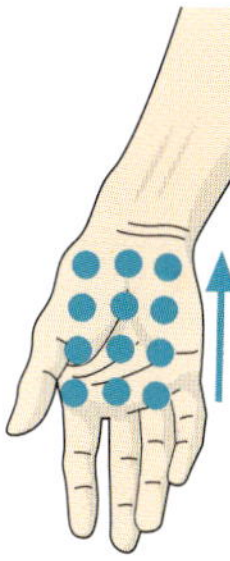

4. Schöpfgriffe mit Daumen und Zeigefinger über jeden einzelnen Finger (medial/lateral, also Innenseite/Außenseite und anterior/posterior, also Vorder- und Rückseite) runden die Behandlung ab. 1 × ausführen.

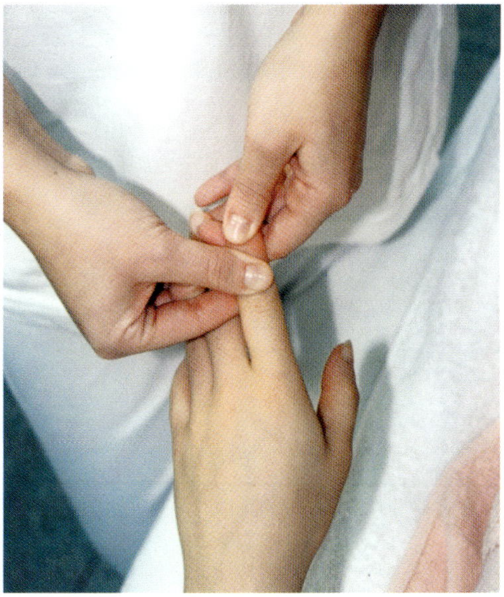

Mit einer **Effleurage** beenden Sie die Lymphdrainage von Arm und Hand.

Brust

Die Klientin liegt in Rückenlage, Sie stehen seitlich **neben** der Behandlungsliege.
Beginnen Sie mit **Ausstreichungen** vom Brustbein in Richtung Achselhöhle.

1. Drainieren Sie die Achsellymphknoten mit stehenden Kreisen mit flacher Hand in drei Ansätzen und zwar am Eingang der Achselhöhle, in der Mitte und hinten. 3 × ausführen.
Wenn nötig, stützen Sie mit der fußwärtigen Hand die Brust ab, während die kopfwärtige Hand drainiert.

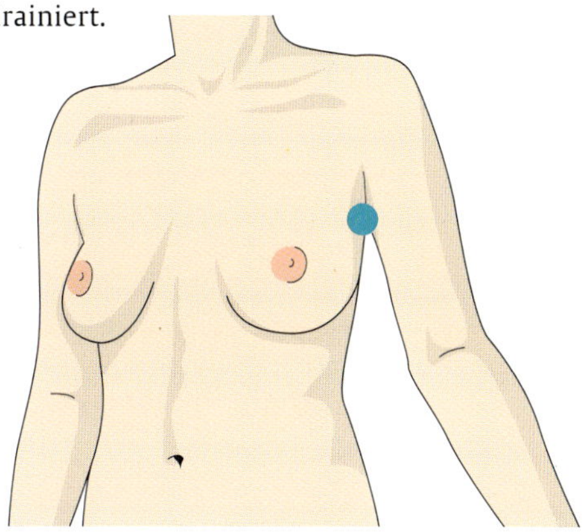

2. Arbeiten Sie sich mit Quergriffen an der Flanke aufwärts in Richtung Achselhöhle. Im Bereich der Brust wird der Daumen angelegt.
3× ausführen.

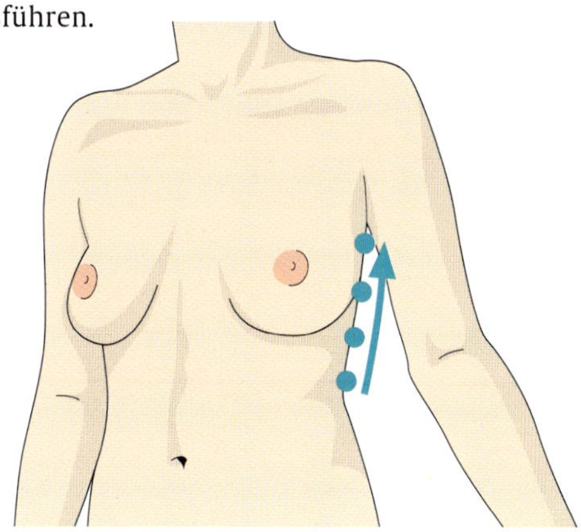

3. Nun stellen Sie sich etwas kopfwärts. Führen Sie Quergriffe am Schwertfortsatz des Brustbeins beginnend quer über die Brust in Richtung Achselhöhle durch. Brustwarzen und Warzenvorhöfe dabei auslassen. 3 × ausführen.

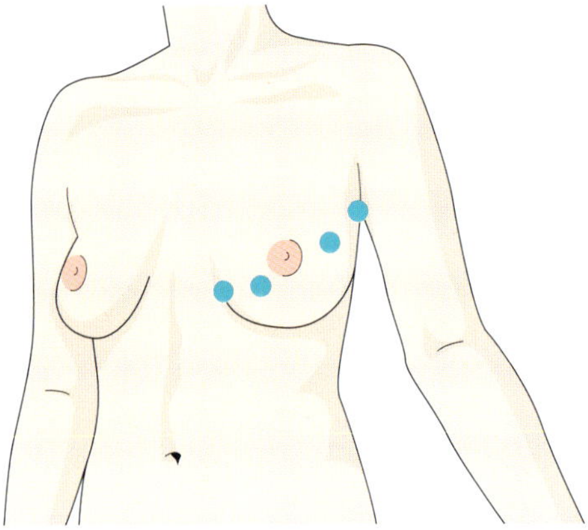

4. Arbeiten Sie mit Drehgriffen entlang des unteren Brustkorbrandes. Gehen Sie im Bereich der Flanke in Quergriffe über und arbeiten Sie damit bis zur Achselhöhle aufwärts. Man nennt dies die »L-Behandlung«. 3 × ausführen.

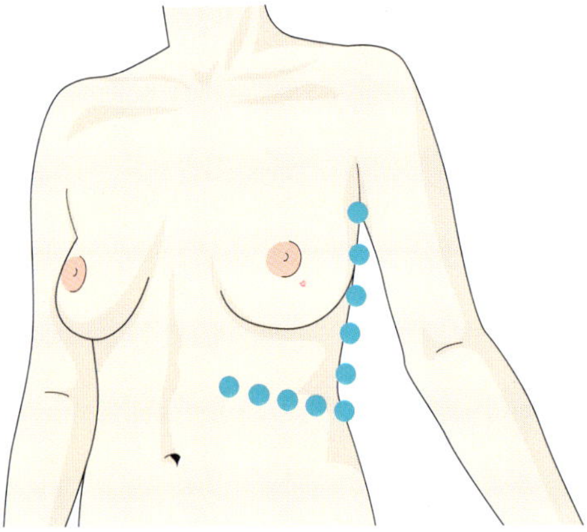

5. Es folgen stehende Kreise mit 4-neben-4-aufgestellten Fingern neben dem Brustbein in den Zwischenrippenräumen. Geben Sie Druck mit den Fingerkuppen in die Tiefe zu den parasternalen Lymphknoten hin. 3 – 5× ausführen.

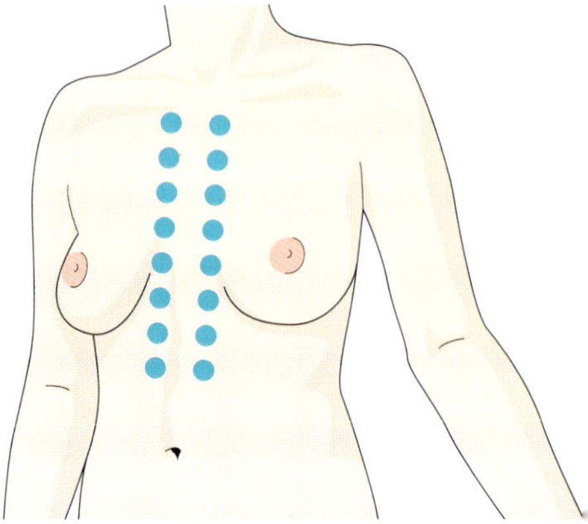

6. Die Zwischenrippenräume drainieren Sie mit 4-neben-4-aufgestellten Fingern. Sie arbeiten mit den Fingerkuppen. Wenn Sie direkt neben dem Brustbein arbeiten, richten Sie Druck und Ausdrehrichtung zum Brustbein hin (Lymphgefäße in diesem Bereich münden nämlich in die parasternalen Lymphknoten).
Arbeiten Sie weiter seitlich, orientieren Sie sich mit Druck und Ausdrehrichtung zum Rücken hin (die Lymphgefäße in diesem Gebiet verlaufen zu

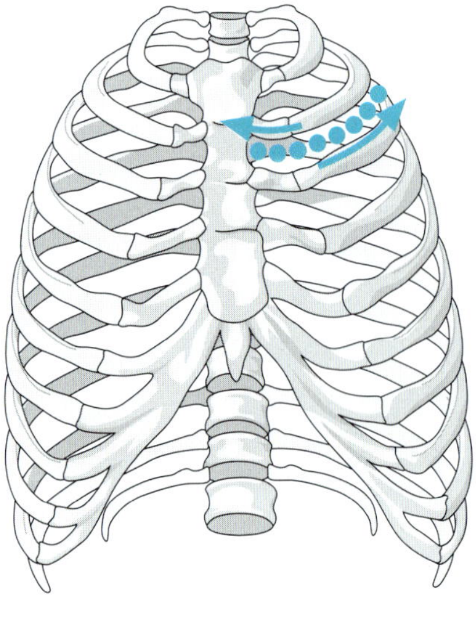

den Lymphknoten, die direkt neben der Brustwirbelsäule liegen). 1× ausführen.

Hinweis: Wechseln Sie nun die Seite und wiederholen Sie die Griffe 1 bis 6 auf der anderen Körperhälfte.

7. Sternumabschlußgriff Beschreiben Sie beiderseits entlang des unteren Rippenbogens Daumenkreise, und zwar ausgehend vom Brustbein zur Seite. Gehen Sie an der Flanke in Schöpfgriffe mit angelegtem Daumen über und arbeiten Sie in Richtung Achselhöhle. 1× ausführen. Schließen Sie die Brustbehandlung mit **Ausstreichungen** vom Brustbein ausgehend in Richtung Achselhöhle ab.

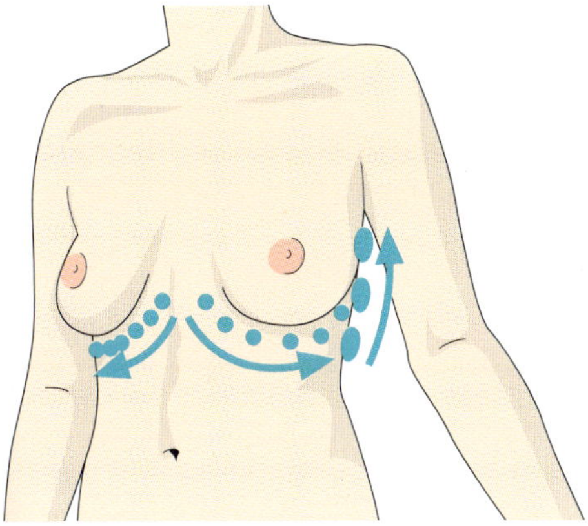

Bauch

Ihre Kundin liegt auf dem Rücken. Um die Bauchdecke zu entspannen, sollte das Kopfteil der Liege etwas hochgestellt und die Beine hochgelagert oder aufgestellt werden. Sie stehen seitlich **neben** der Behandlungsliege.

Als besonders empfindliche Abschnitte spart man bei der Behandlung die Magengegend und die Blasenregion aus.

Starten Sie mit **Ausstreichungen.** Streichen Sie vom Schambein zum Brustbein, dann über den Rippenbogen und Beckenkamm zurück zum Schambein. Es folgen leichte kreisende Bewegungen mit flacher Hand über dem Plexus solaris. 1 × ausführen.

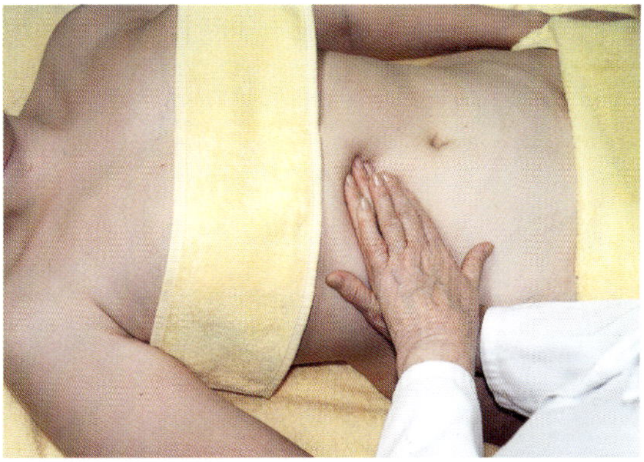

1. Sie arbeiten mit flacher Hand. Entleeren Sie die Leistenlymphknoten mit stehenden 4-neben-4-Finger-Kreisen, die Sie lateral, also seitlich der Leistenarterie (Puls können Sie fühlen), auf der Leistenarterie und auf dem inneren Oberschenkeldreieck ausführen (3 Ansätze, 5 × auf der Stelle). Der Druck erfolgt in Richtung der Leistenarterie. 3 × ausführen.

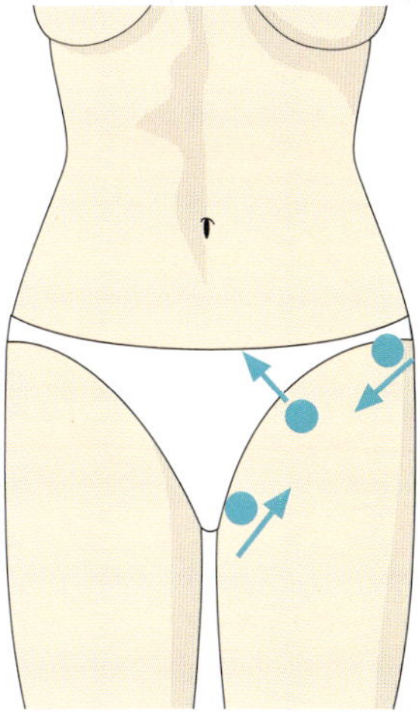

2. Drainieren Sie jetzt die Hautlymphgefäße zu den Leistenlymphknoten mit Quergriffen vom unteren Rippenbogen beiderseits bis zu den jeweiligen Leistenlymphknoten. 3× ausführen.

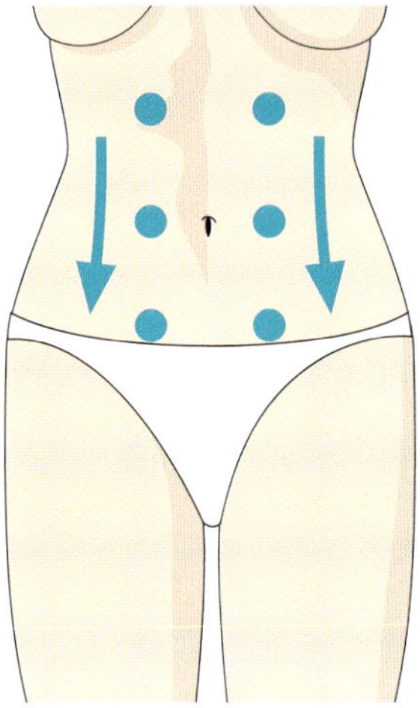

3. Ausgehend vom linken Rippenbogen (Milzgegend) beschreiben Sie stehende Kreise (4-auf-4-Finger-Kreise) in Richtung Blase. Überspringen Sie die Blase und arbeiten Sie auf den rechten Rippenbogen zu (Lebergegend). Anschließend führen Sie quer über den Oberbauch stehende 4-auf-4-Finger-Kreise bis zur Milzgegend durch. Der Druck richtet sich zur Cisterna chyli hin. Bei dieser Behandlung der Bauchhaut-Lymphgefäße beschreiben Sie also ein Dreieck. 1× ausführen.

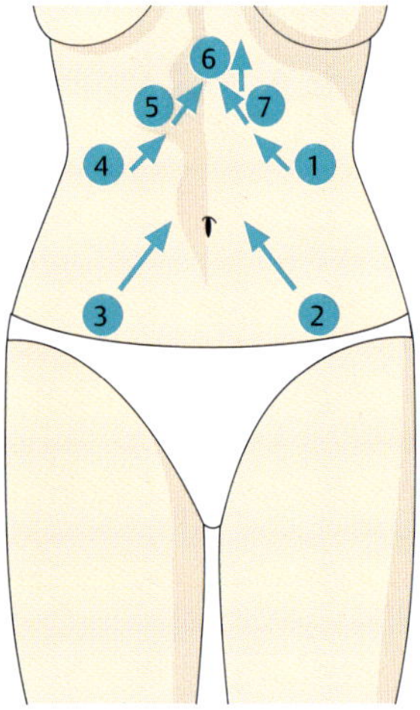

4. Mit Daumenkreisen, Drehgriffen und 4-Finger-Kreisen drainieren Sie nun den ganzen Bauch quer (mehrmals hin und her arbeiten, sowohl am Oberbauch als auch am Unterbauch). Wenn Sie beispielsweise auf der rechten Seite der Kundin stehen, arbeiten Sie auf der rechten Bauchhälfte mit Daumenkreisen, über der Bauch-Mittellinie mit Drehgriffen und auf der linken Bauchhälfte wechselweise mit 4-Finger-Kreisen. Druckrichtung zur Cisterna chyli.

5. Führen Sie stehende 4-auf-4-Finger-Kreise neben dem Beckenkamm durch. Druckrichtung nach innen. Ausdrehrichtung von der Blase weg. 3 × ausführen.

6. Es folgt die Bauchdrainage. Während Ihre Klientin ausatmet, »schleichen« Sie sich vorsichtig mit 4-auf-4-Finger-Kreisen über Kleinfinger, Kleinfingerballen bis zur Daumenwurzel in den Bauch ein. Lassen Sie Ihre Hände liegen, bis die Kundin wieder einatmet. Während der Einatmungsphase lassen Sie die Hand über den Daumenballen und Daumen aus dem Bauch »heraustragen"«. 1 × ausführen.

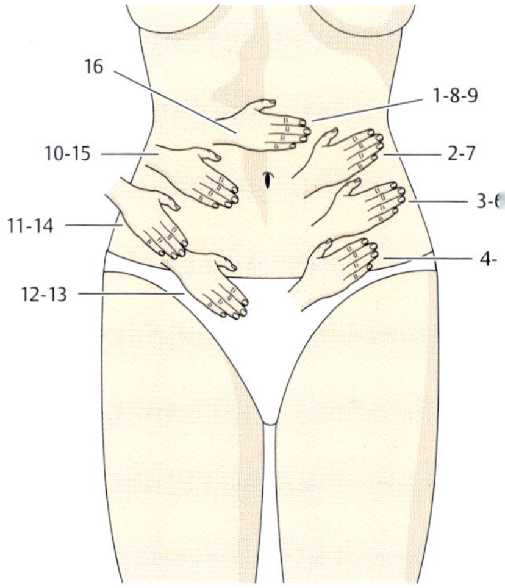

7. Beenden Sie die Bauchbehandlung mit folgender **Effleurage:** Mit beiden Daumen streichen Sie aufwärts über den Bauch bis zum Brustbein. Von dort gleiten Sie seitwärts an den Rippenbögen entlang bis zur Milz- bzw. Lebergegend und dann mit flach aufliegenden, hochziehenden Händen bis zur Bauchmitte. Unterstützen Sie mit leichtem Druck die Ausatmung. 1 × ausführen.

Beinvorderseite und Fuß

Sie stehen seitlich **neben** Ihrer Kundin, die auf dem Rücken liegt.
Beginnen Sie mit der **Effleurage:** mit beiden Händen an der Beininnenseite aufwärts, an der Außenseite abwärts streichen.

Oberschenkel

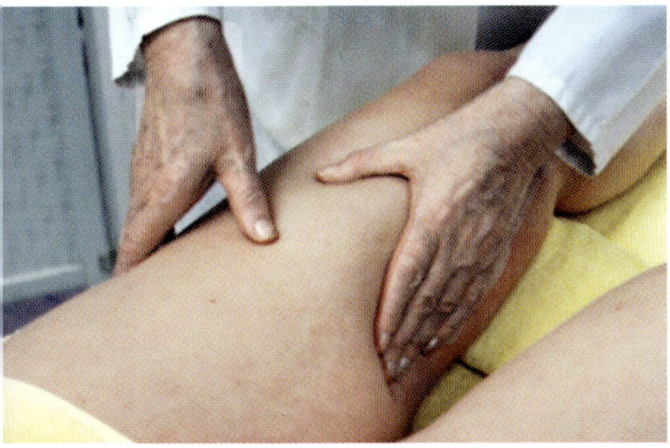

1. Sie arbeiten mit flacher Hand. Entleeren Sie die Leistenlymphknoten mit stehenden 4-neben-4-Finger-Kreisen, die Sie lateral, also seitlich der Leistenarterie (Puls können Sie fühlen), auf der Leistenarterie und auf dem inneren Oberschenkeldreieck ausführen (3 Ansätze 5 × auf der Stelle). Der Druck erfolgt in Richtung der Leistenarterie. 3 × ausführen.

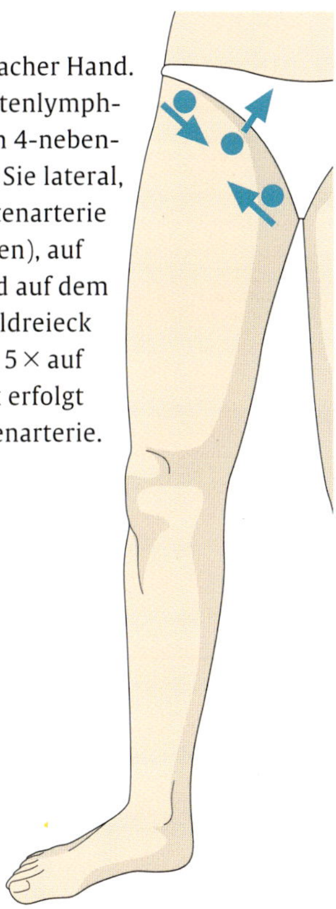

2. Lassen Sie Drehgriffe folgen, und zwar in mehreren Bahnen von distal nach proximal. Beginnen Sie medial, also an der Innenseite des Oberschenkels. 3 × ausführen.

3. Quergriffe schließen die Behandlung der Oberschenkelvorderseite ab. Arbeiten Sie in derselben Reihenfolge wie unter 2. beschrieben. 3 × ausführen.

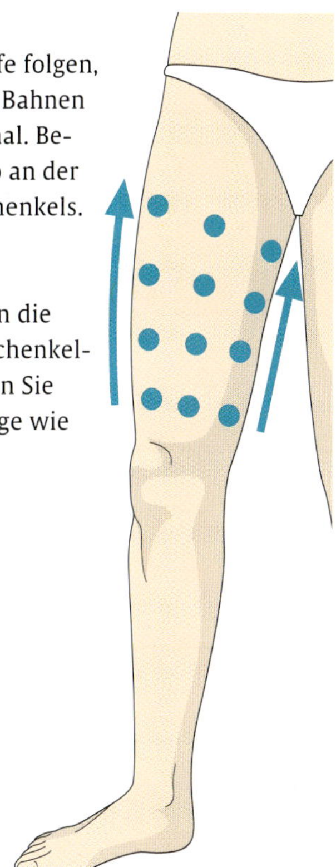

Knie

1. Starten Sie mit Quergriffen an der Knie-Innenseite. 3 × ausführen.

2. Mit stehenden Kreisen, 5 × auf der Stelle, drainieren Sie die Lymphknoten in der Kniekehle. 3 × ausführen.

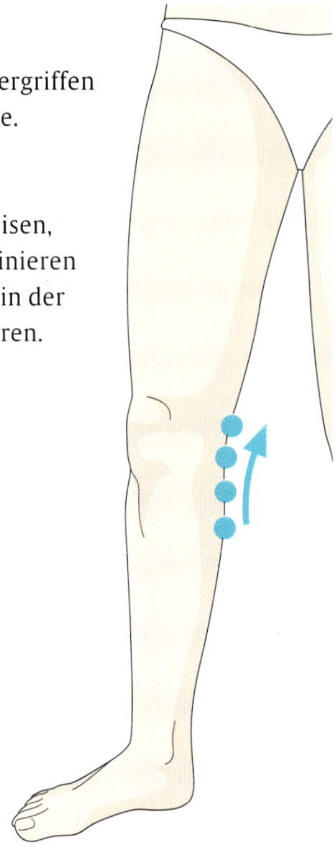

4. Es folgen 4-neben-4 Finger-Kreise mit flacher Hand an der Innenseite des Knies, auf der Kniescheibe und an der Außenseite des Knies.

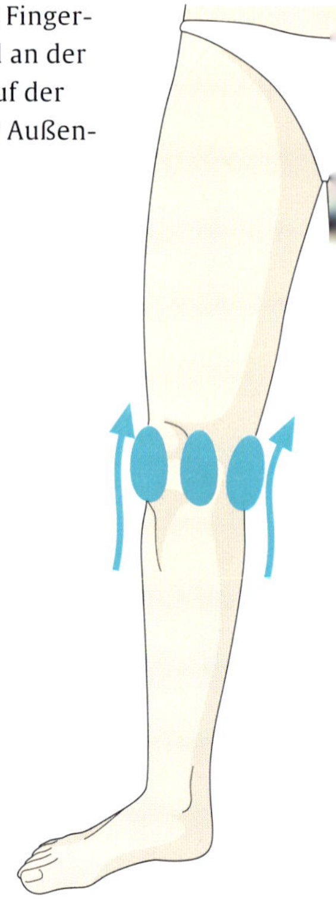

3. Führen Sie Daumenkreise von distal nach proximal um den Kniebereich durch, den Sie von vorne erreichen können. Die Kniescheibe wird dabei ausgelassen. 3 × ausführen.

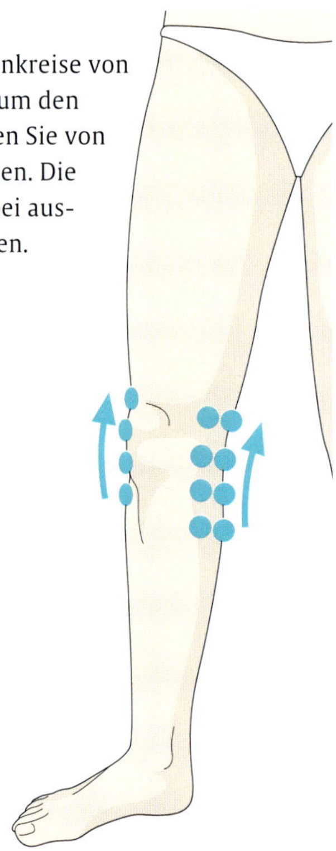

Unterschenkel

Lassen Sie für diesen Behandlungsteil die Klientin das Knie anwinkeln.

1. Führen Sie Schöpfgriffe wechselweise mit beiden Händen an der Wade durch. 3 × ausführen.

2. Es folgen Schöpfgriffe, die Sie wechselweise mit gegenübergestellten Händen ausführen: die obere Hand bearbeitet die Muskulatur vor dem Schienbein, während die untere Hand die Wadenmuskulatur drainiert. 3 × ausführen.

Für den letzten Behandlungsabschnitt streckt die Kundin das Bein wieder aus.

3. Behandeln Sie die Achillessehnen-Loge mit 4-gegen-4-Finger-Kreisen (stehende Kreise). Dabei stehen sich die 4 Langfinger der rechten und der linken Hand gegenüber, in der Mitte liegt die Achilllessehne. Sie führen die stehenden Kreise mit den Fingerkuppen durch. 3 × ausführen.

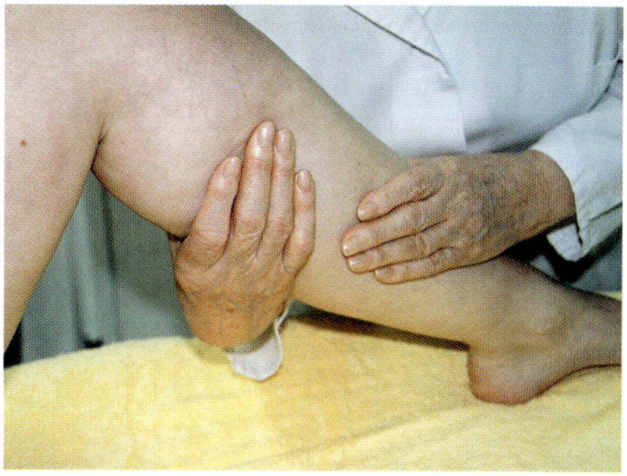

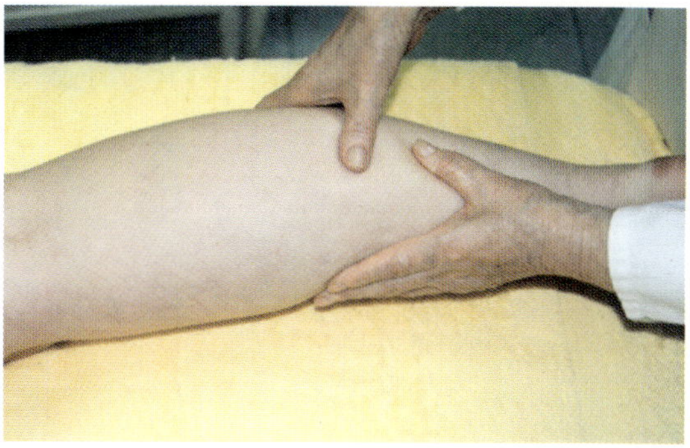

Fuß

1. Beginnen Sie mit Daumenkreisen zwischen dem Außenknöchel und Innenknöchel des Fußes. Arbeiten Sie in mehreren Bahnen. 3 × ausführen.

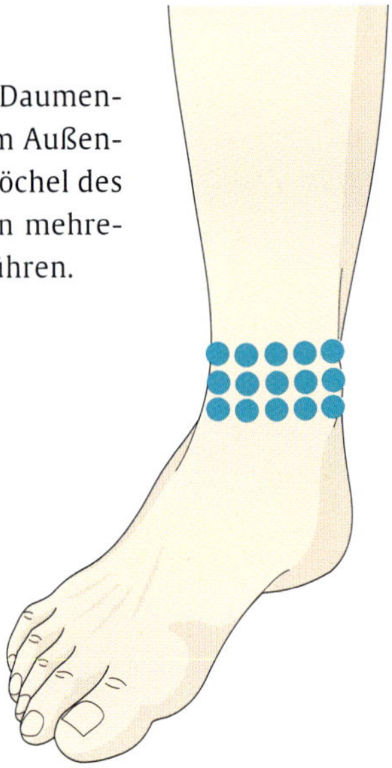

2. Es folgen Daumenkreise – ebenfalls in mehreren Bahnen – über den gesamten Fußrücken. 3 x ausführen.

3. Umfassen Sie den Vorfuß mit beiden Händen. Die Langfinger liegen an der Fußsohle, die Daumen auf dem Fußrükken. Mit gegenübergestellten Daumen führen Sie dann langsame, kräftige Kreise über dem Vorfuß durch. 3 – 5 × ausführen.

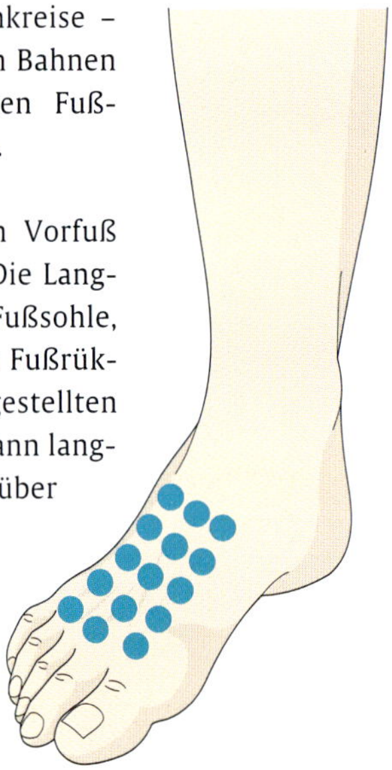

4. Dann mit Schöpfgriffen mit Daumen und Zeigefinger jede einzelne Zehe behandeln.

5. Mit Schöpfgriffen das Längsgewölbe des Fußes drainieren. Der Daumen liegt im Bereich der Fußsohle, die Finger am lateralen Fußrand.
3× ausführen.
Drehen Sie sich nun mit dem **Rücken** zu Ihrer Klientin.

6. Es folgt die Drainage des Quergewölbes: die Daumen liegen sich auf dem Fußrücken in Höhe der Zehengrundgelenke gegenüber, die Langfinger auf der Fußsohle.
Biegen Sie jetzt das Quergewölbe zwischen den Fingern und Daumen nach seitlich und unten und drainieren Sie mit den auf der Fußsohle liegenden Fingern zur Ferse und zu den Fußrändern hin. 3 – 5 × ausführen.

7. Führen Sie 4-gegen-4-Finger-Kreise um die Fußknöchel herum durch und gehen Sie dann auf stehende Kreise in der Achillessehnenloge über. 3 × ausführen.

Schließen Sie mit einer **Effleurage** ab: mit beiden Händen auf der Innenseite des Beins aufwärts, auf der Außenseite abwärts streichen.

Nacken

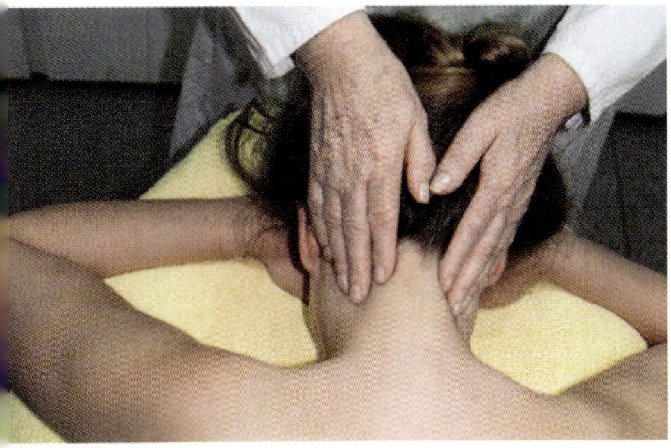

Bei der Nackenbehandlung liegt ihre Kundin auf dem Bauch. Sie stehen am **Kopfende** der Behandlungsliege. Bei der Effleurage können Sie auch seitlich stehen.
Beginnen Sie mit **Ausstreichungen** vom Hinterhaupt beiderseits der Wirbelsäule zum Akromion.

Trapeziusrand

1. Umfassen sie den Trapeziusrand beiderseits, wobei die Langfinger flach auf der Schulter und der Daumen im Terminus liegt. Arbeiten Sie mit Schöpfgriffen 5× auf der Stelle in 2 Ansätzen von lateral nach medial. 3× ausführen.

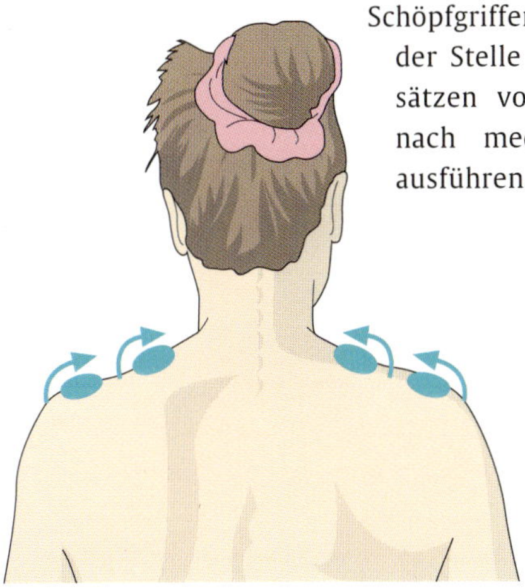

2. Es folgen stehende 4-Finger-Kreise 5× auf der Stelle am seitlichen Hals vom Profundus bis zum Terminus. Im Bereich des Terminus werden die Hände umgestellt, so daß die Handinnenflächen nach oben zeigen und die Finger oberhalb des Schlüsselbeins liegen. 3× ausführen.

3. Arbeiten Sie mit stehenden 4-Finger-Kreisen entlang der Hinterhauptlinie von medial nach lateral und umgekehrt. Fließrichtung zum Profundus. 5× auf der Stelle. 1× ausführen.

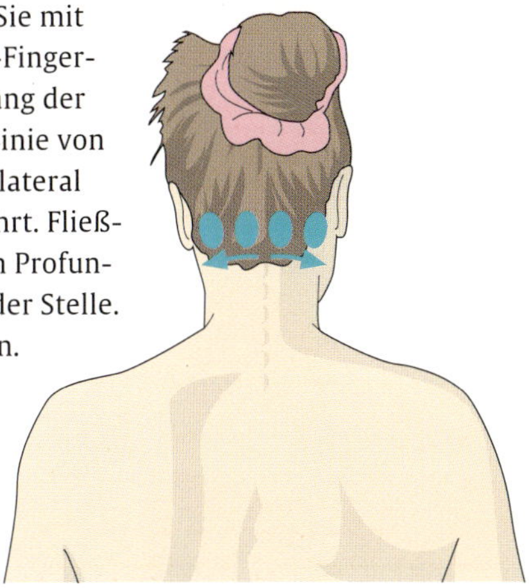

4. Pyramide Führen Sie mit flächig aufgelegten Händen stehende Kreise auf dem Hinterhaupt von der Mitte schräg nach außen aus. Beginnen Sie an der Hinterhauptlinie und wandern Sie in 4 – 5 Bahnen bis zur »Scheitelzone« hinauf. Die Kopfhaut soll

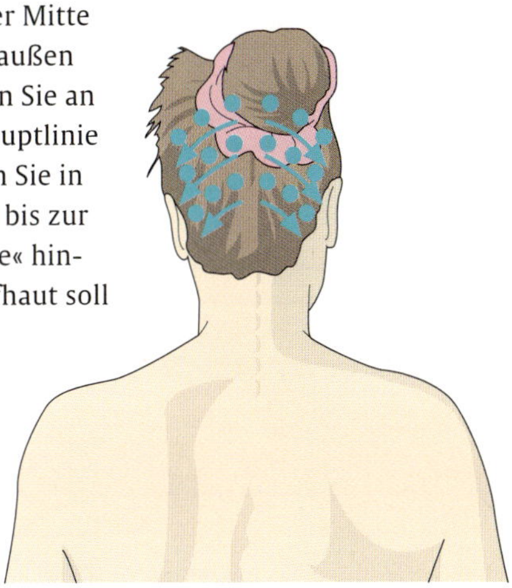

bei diesen Griffen mitbewegt werden. Arbeiten Sie mit Druck in Richtung der okzipitalen bzw. retroaurikulären Lymphknoten. 1× ausführen.

5. Es folgen stehende 4-Finger-Kreise hinter dem Ohr in 2 Ansätzen. 3× ausführen.

6. Drainieren Sie anschließend über Profundus bis zum Terminus. 1× ausführen.

7. Fahren Sie mit der Trapeziusrandbehandlung wie unter Punkt 1 beschrieben fort.
Stellen Sie sich jetzt seitlich **neben** die Kundin.

8. Führen Sie Schöpfgriffe mit Fließrichtung zum Terminus im Nackenbereich aus (»Karnickelfanggriffe«). 3 – 5 × ausführen.

9. Arbeiten Sie mit 4-Finger-Kreisen auf dem Trapeziusrand in 2 Ansätzen bis zum Terminus. 3 × ausführen.

10. Fahren Sie fort mit fortschreitenden Daumenkreisen in 2 Bahnen. Erst auf der einen, dann auf der anderen Seite der Wirbelsäule. Beginnen Sie neben dem 7. Halswirbel und wandern Sie schräg in Richtung Terminus. 3 × ausführen.

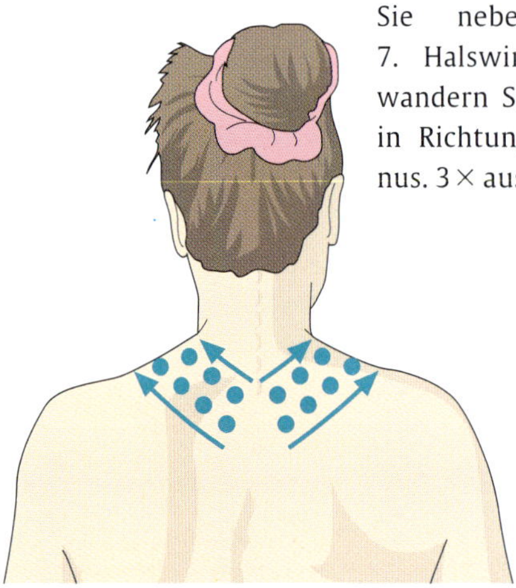

11. Es folgen Drehgriffe mit beiden Händen in der Richtung wie unter Punkt 10 beschrieben. 3 × ausführen.

12. Führen Sie mit den Fingerkuppen 4-neben 4-Finger-Kreise rechts und links neben der Reihe der Dornfortsätze der Halswirbelsäule durch. Geben Sie federnden Druck in die Tiefe.
3 – 5 × ausführen.

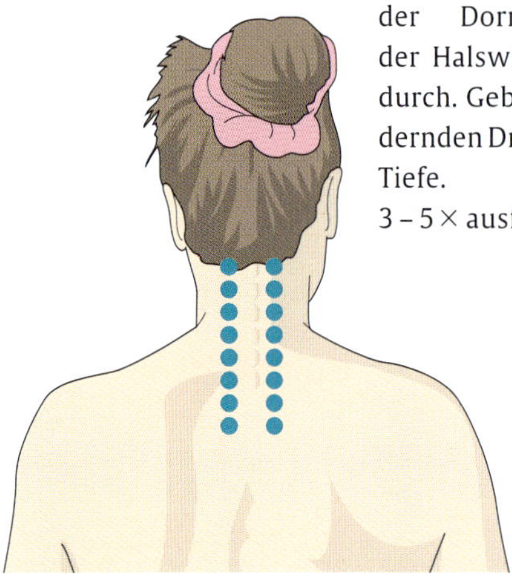

Rücken

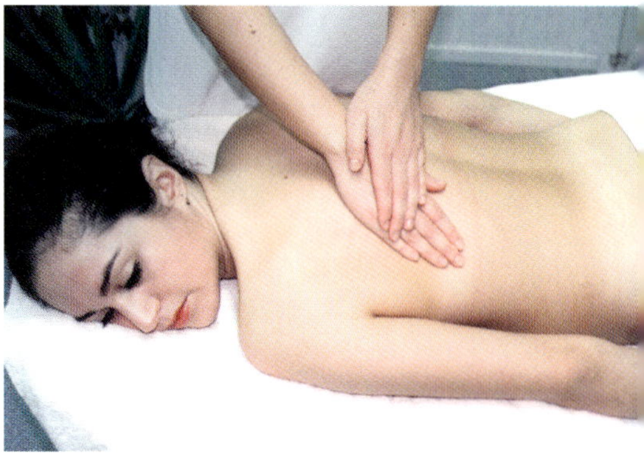

Die Klientin liegt auf dem Bauch, Sie stehen seitlich **neben** der Behandlungsliege und arbeiten an der von Ihnen abgewandten Körperhälfte, d. h. wenn Sie rechts neben der Liege stehen, arbeiten Sie auf der linken Hälfte des Rückens. Beginnen Sie auch bei der Rückenbehandlung mit **Ausstreichungen** von der Lende beiderseits der Wirbelsäule in Richtung Achselhöhle.

1. Mit stehenden 4-neben-4-Finger-Kreisen mit flacher Hand an der seitlichen Rumpfpartie unterhalb der Achselhöhle entleeren Sie zunächst die Achsellymphknoten. Der 5. Finger der kopfwärtigen Hand liegt dabei in der Achselhöhle. 1 Ansatz, 3 × ausführen.

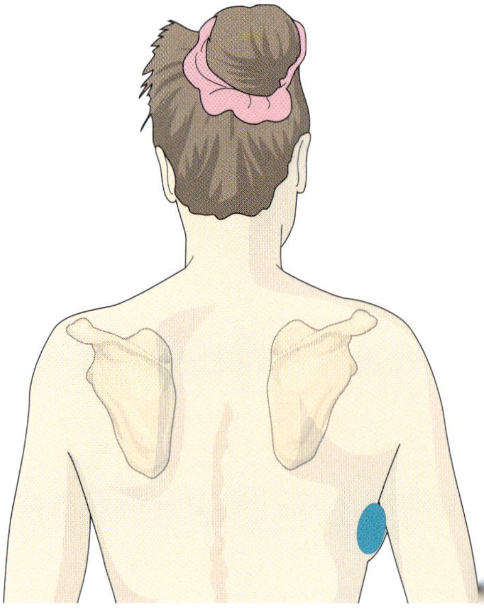

2. Mit Drehgriffen arbeiten Sie in 3 Bahnen von der Wirbelsäule zur Achselhöhle. 3 × ausführen.

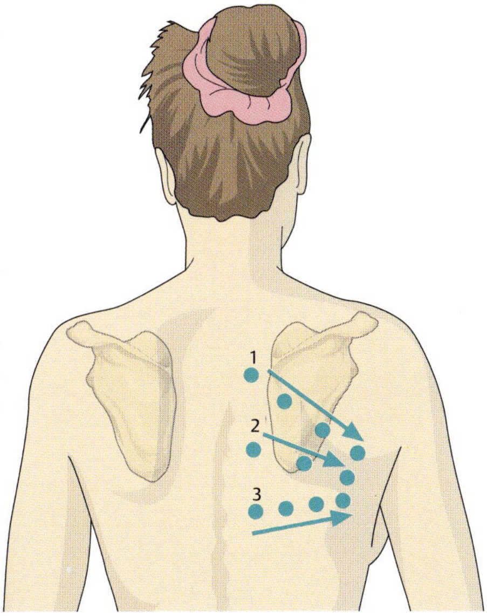

3. Lassen Sie jetzt Daumenkreise in mehreren Bahnen von der Wirbelsäule zum medialen Schulterblattrand folgen. Die Daumen liegen dabei parallel zum medialen Schulterblattrand. 1 × ausführen.

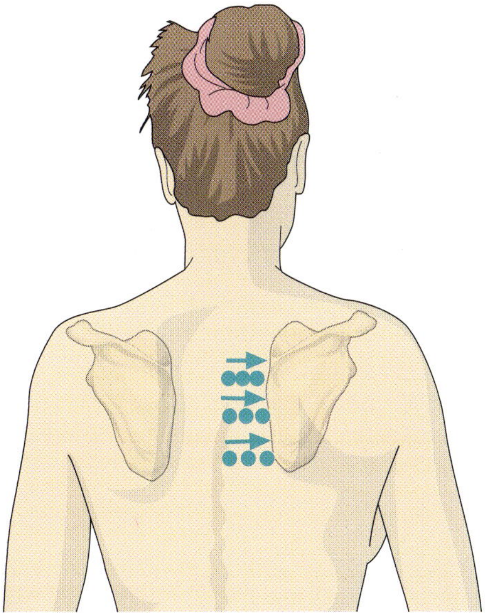

4. Arbeiten Sie mit stehenden 4-auf-4-Finger-Kreisen mit flacher Hand parallel zur Wirbelsäule abwärts und bauen Sie dann eine Pyramide auf.
Die kopfwärtige Hand liegt mit der Kleinfingerseite parallel zum medialen Schulterblattrand. Sie beginnen parallel zur Wirbelsäule mit 3 Ansätzen (Basis der Pyramide), es folgen 2 Ansätze und an der Flanke (Spitze der Pyramide) 1 Ansatz. 1 × ausführen.

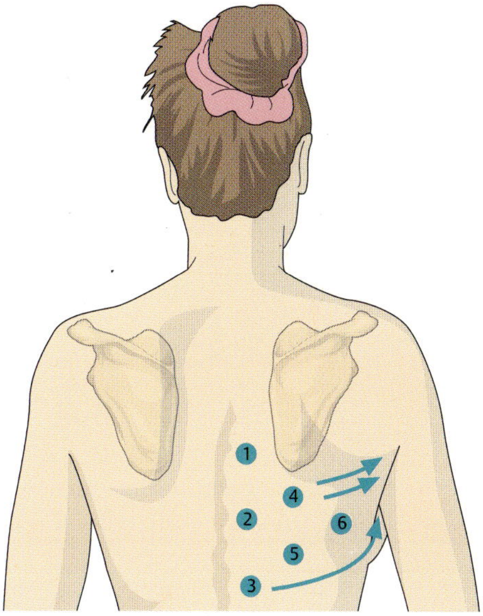

Hinweis: Die Kundin sollte bei dem nächsten Behandlungsschritt den Arm anwinkeln und den Unterarm auf den Rücken legen.

5. Führen Sie stehende 4-neben-4-Finger-Kreise am medialen Schulterblattrand aus. (Ausdrehrichtung nach kranial, also kopfwärts). Druck unter das Schulterblatt. 3 × ausführen.

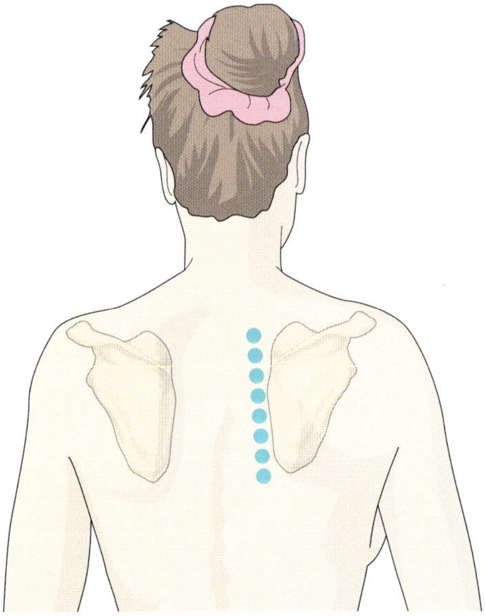

Die Griffe 3 bis 5 bezeichnet man zusammen als »untere Dreiecksbehandlung«.

6. Arbeiten Sie jetzt mit Quergriffen an der Flanke in Richtung Achselhöhle. 3 × ausführen. Anschließend entleeren Sie noch einmal die Achsellymphknoten, wie bei Punkt 1 beschrieben.

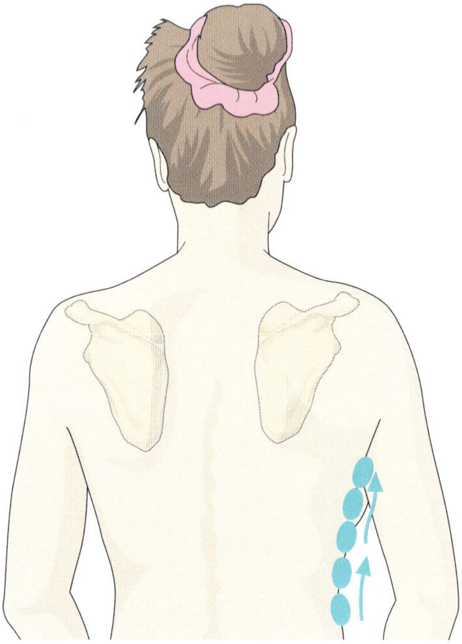

7. Die Zwischenrippenräume behandeln Sie mit 4-neben-4-Finger-Kreisen. Der Druck richtet sich in die Tiefe, die Ausdrehung zur Wirbelsäule hin. 1 × ausführen.

Hinweis: Wechseln Sie jetzt die Seite und arbeiten Sie an der anderen Rückenhälfte ebenfalls mit den Griffen 1 bis 7.

8. Führen Sie beiderseits der Wirbelsäule in den Zwischenwirbelräumen mit aufgestellten Fingern stehende 4-neben-4-Finger-Kreise aus. Sie arbeiten mit den Fingerkuppen. Geben Sie den Druck wellenförmig in die Tiefe zu den Lymphknoten, die rechts und links neben der Wirbelsäule liegen. 5 – 7 × ausführen.
Auch die Rückenbehandlung wird mit einer **Effleurage** beendet.

Lenden

Die Kundin liegt auf dem Bauch; stellen Sie sich seitlich **neben** die Behandlungsliege.
Starten Sie mit einer **Ausstreichung** vom Kreuzbein zur Flanke.

1. Arbeiten Sie mit Daumenkreisen von medial nach lateral über dem rechten und linken Hüftbeinkamm und gehen Sie über dem vorderen oberen Darmbeinstachel (also dort, wo das vordere Ende des Darmbeinkamms vorspringt) in »Räder« (großflächige, stehende 4-auf-4-Finger-Kreise mit flacher Hand) über. Druck zu den Leistenlymphknoten. Man nennt diesen Behandlungsschritt auch »Fächergriff«. 1 × ausführen.

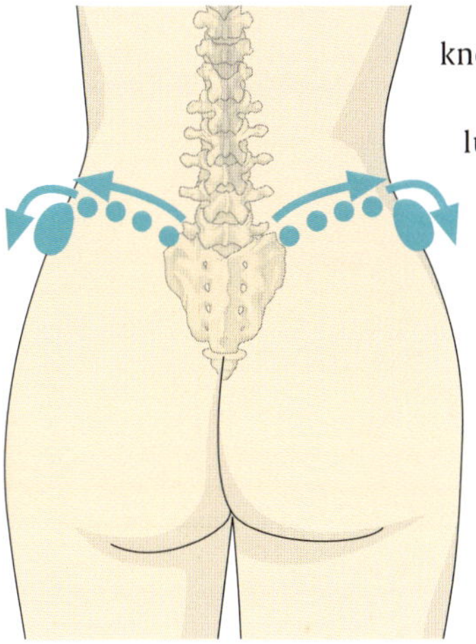

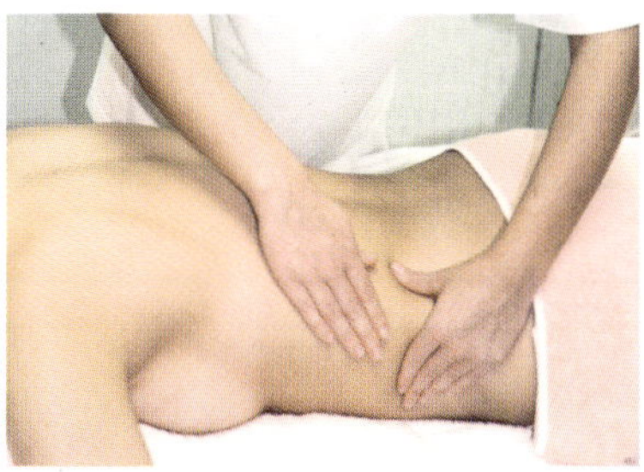

2. Führen Sie nun Drehgriffe in mehreren Bahnen von medial nach lateral durch. Beginnen Sie mit den Drehgriffen an der Wirbelsäule und arbeiten Sie zur Flanke hin in Richtung auf die Leistenlymphknoten. Beschreiben Sie vier Bahnen, wobei die erste gerade in der Taille verläuft. Die zweite verläuft schräg, die dritte wieder gerade und die vierte schräg (vom Sitzbeinhöcker ausgehend) zu den Leistenlymphknoten (»abgewandeltes W«). Bei der Druckrichtung beachten Sie die Wasserscheide am Gesäß. 3 × ausführen.

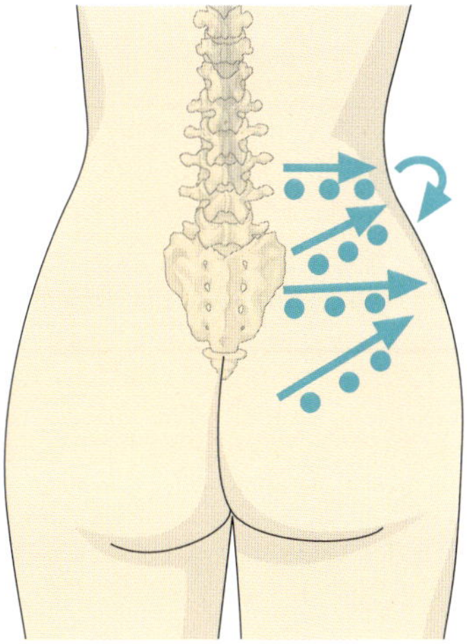

3. Arbeiten Sie nun mit stehenden 4-auf-4-Finger-Kreisen, wobei 2 Finger oberhalb, 2 Finger unterhalb des Beckenkamms liegen, von medial nach lateral über den Beckenkamm. Die fußwärtige Hand liegt unten. Druckrichtung zu den Leistenlymphknoten. 3 × ausführen.

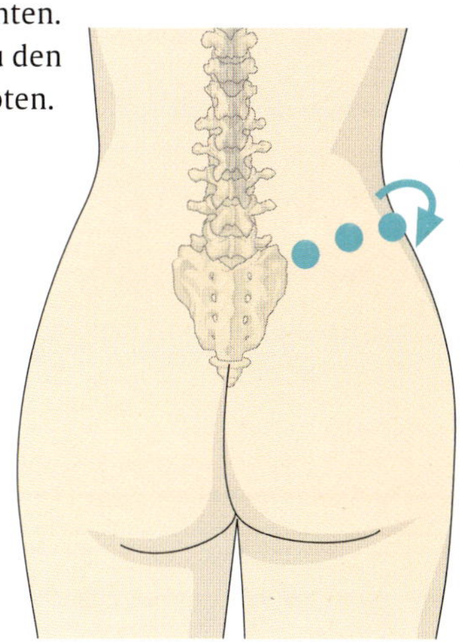

4. Üben Sie mit flacher Hand am Kreuzbein beginnend 4-auf-4-Finger-Kreise aus, die am Sitzbeinhöcker enden. Gehen Sie den gleichen Weg wieder zurück (sogenannter »großer Glutäushalbkreis«, 4 Ansätze). 1 × ausführen.

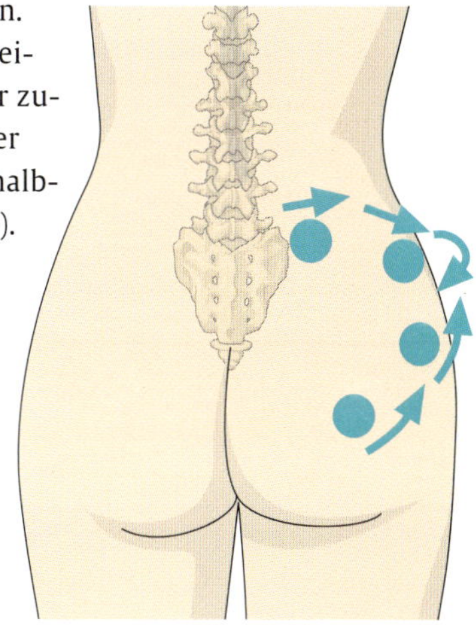

5. Beschreiben Sie nun mit verkleinertem Radius den gleichen Halbkreis und gehen Sie wieder den gleichen Weg zurück (»kleiner Glutäushalbkreis«, 3 Ansätze). 1 × ausführen.

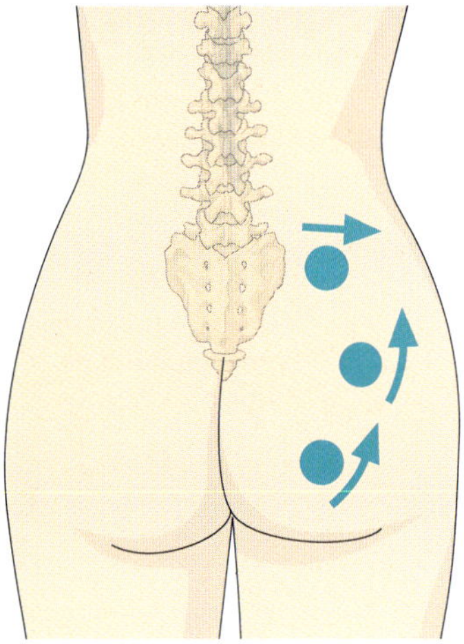

6. Es schließt sich die Analfaltenbehandlung an. Legen Sie die Hand flach direkt neben die Analfalte und geben Sie wellenförmig Druck über den Handteller bis zu den Fingerspitzen mit Fließrichtung zum Schritt und dann zu den Leistenlymphknoten. Ausdrehrichtung: Analfalte.
2 Ansätze. 3 – 5 × ausführen.

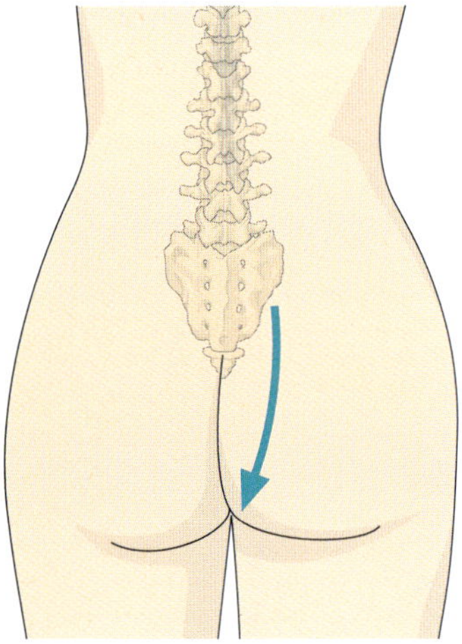

7. Im Kreuzbeinbereich führen Sie in mehreren Bahnen Daumenkreise durch (»Dreiecksbehandlung«). 3 ×ausführen.

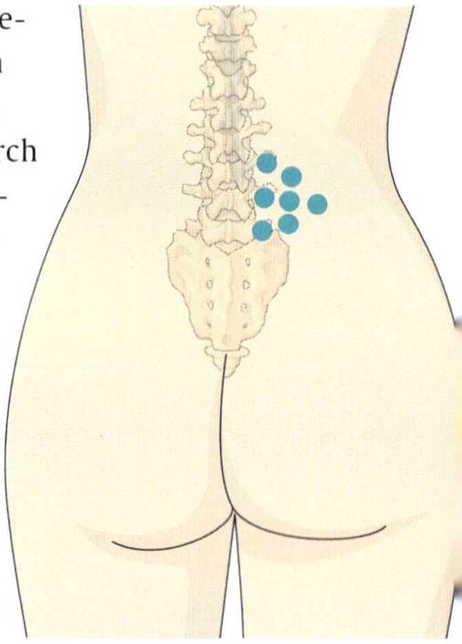

Hinweis: Wechseln Sie jetzt die Seite und wiederholen Sie die Griffe 2 bis 7 auf der anderen Rückenhälfte.

8. Das Gebiet über der Lendenwirbelsäule behandeln Sie, indem Sie in jeden Zwischenwirbelraum eine Fingerkuppe legen. Geben Sie den Druck wellenförmig in die Tiefe zu den Lymphknoten, die rechts und links neben der Wirbelsäule liegen. 5 – 7 × ausführen.

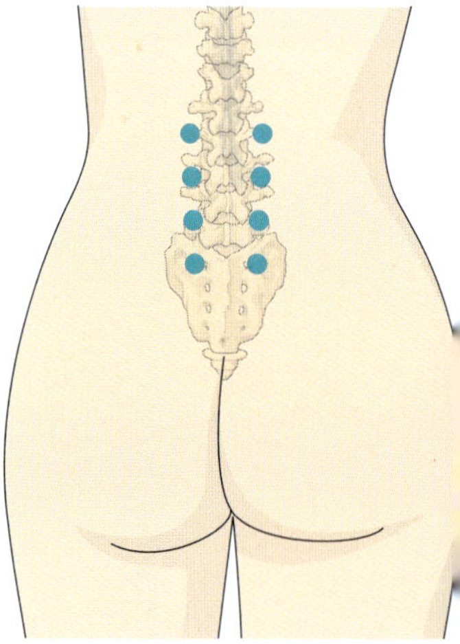

Schließen Sie die Behandlung mit einer **Effleurage** ab.

Beinrückseite und Fuß

Die Kundin liegt auf dem Bauch. Stellen Sie sich seitlich **neben** die Behandlungsliege.
Auch bei der Behandlung der Beinstreckseite beginnen Sie mit einer **Effleurage**. Streichen Sie mit beiden Händen an der Beininnenseite aufwärts, an der Beinaußenseite abwärts.

Oberschenkel

1. Führen Sie 4-neben-4-Finger-Kreise mit flacher Hand im oberen Bereich der Oberschenkelinnenseite aus, indem Sie von medial nach vorne durchgreifen. Der Druck erfolgt zu den Leistenlymphknoten hin. 3 × ausführen.

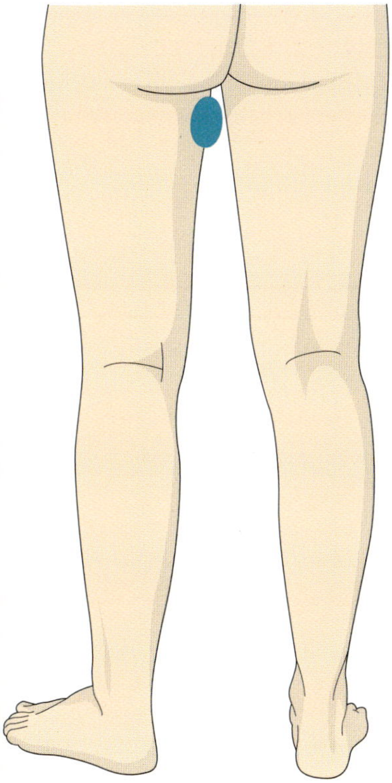

2. Schließen Sie Drehgriffe in mehreren Bahnen von distal nach proximal an. Beginnen Sie an der Innenseite des Oberschenkels. 3 × ausführen.

3. Nun folgen Quergriffe wie unter 2. beschrieben. 3 × ausführen.

Knie

1. Starten Sie mit Quergriffen an der Innenseite des Knies.
3 × ausführen.

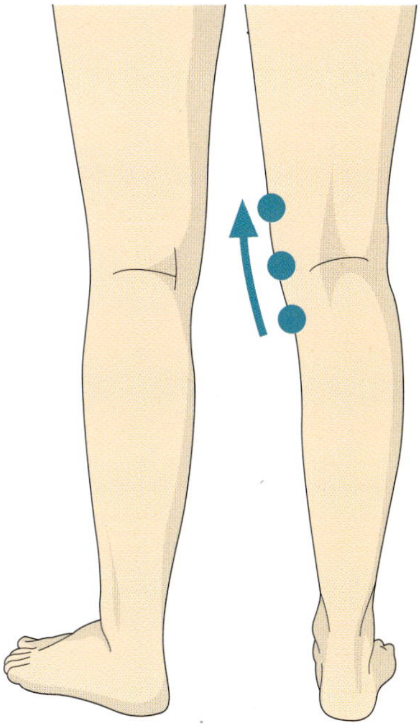

2. Es folgen Daumenkreise in der Kniekehle. Arbeiten Sie in mehreren Bahnen von distal nach proximal.
3 × ausführen.

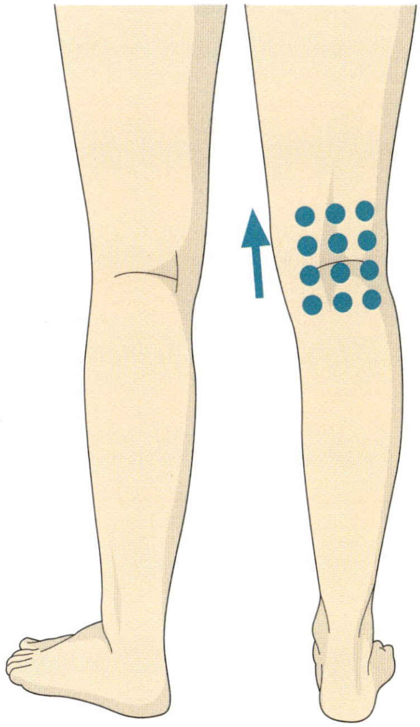

3. Stehende Kreise in der Kniekehle (4-neben-4-Finger-Kreise) schließen die Kniebehandlung ab. 1 Ansatz, 3 × ausführen.

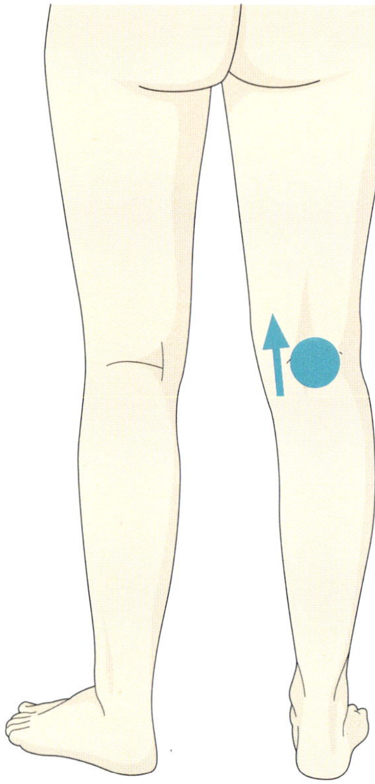

Unterschenkel

1. Führen Sie fortschreitend Schöpfgriffe oder Drehgriffe über die Wade durch. 3 × ausführen.

2. Nun bearbeiten Sie die Wade in gleicher Weise mit Quergriffen. 3 × ausführen.

3. Massieren Sie die Achillessehnenloge zuerst medial und lateral mit stehenden 4-neben-4-Finger-Kreisen, dann – bei angehobenem Unterschenkel – mit stehenden Daumenkreisen.
3 × ausführen.

Fuß

1. Beschreiben Sie über der Fußsohle und Ferse Daumenkreise mit gegenübergestellten Daumen. Diese Griffe werden von der Fußmitte nach außen zu den Fußrändern durchgeführt. Beginnen Sie im Bereich der Zehengrundgelenke und arbeiten Sie bis zur Ferse.
3 × ausführen.

Den Abschluß der Bein- und Fußbehandlung bildet wieder eine Effleurage. Streichen Sie mit beiden Händen an der Innenseite des Beins aufwärts, an der Außenseite abwärts. 1× ausführen.

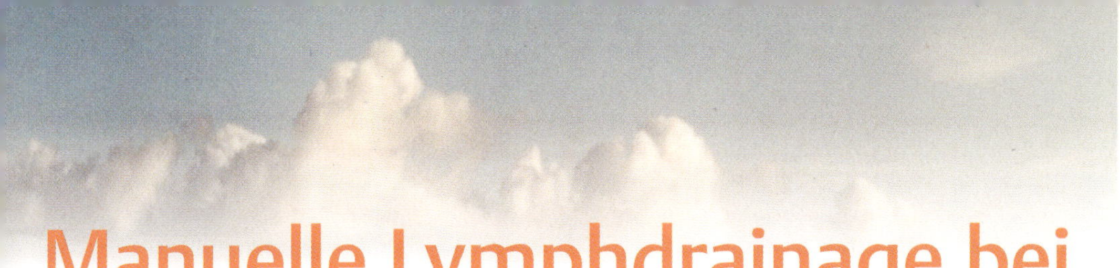

Manuelle Lymphdrainage bei speziellen Hautstörungen

Bei verschiedenen Hautstörungen und Erkrankungen ist die manuelle Lymphdrainage als (Zusatz-)Behandlung sehr sinnvoll. Selbstverständlich werden Sie keine schwere Akne und auch keine ausgeprägte Rosacea auf eigene Faust behandeln.

Wenn Sie aber mit einem Hautarzt zusammenarbeiten, hat Ihre Kundin den optimalen Nutzen, denn Sie können im Team alles tun, was bei dem jeweiligen speziellen Hautproblem medizinisch und kosmetisch machbar ist.

Den Behandlungserfolg können Sie Ihrer Kundin gegenüber am besten mit Vorher/Nachher-Fotos demonstrieren. Oft kann sie sich nämlich am Ende einer Behandlungsserie gar nicht mehr daran erinnern, wie sie früher ausgesehen hat.

Akne

Auch Sie betreuen sicherlich Kundinnen, die an »unreiner Haut« oder sogar an einer Akne leiden. In der Pubertät bekommt sie fast jeder: Mitesser, Pusteln und Pickel verunzieren das Gesicht. Nur selten verschwindet die Akne vor dem 20. Lebensjahr. In vielen Fällen bleibt sie bis zum 30. Lebensjahr und darüber hinaus bestehen.

Akne ist den Betroffenen »ins Gesicht geschrieben«. Die in schweren Fällen sehr entstellenden Hautveränderungen führen häufig zu Minderwertigkeitskomplexen, zur Unsicherheit und psychischen Störungen.

Wie entsteht Akne? Offensichtlich müssen eine Reihe von Faktoren zusammenkommen, damit eine Akne so richtig »aufblüht«. Unter anderem spielen bestimmte Erbanlagen wie eine **übermäßige Talgproduktion** und die Größe und die Aktivität der Talgdrüsen eine Rolle. Dazu kommt dann noch eine verstärkte Verhornung am Ausführungsgang der Talgdrüse (**follikuläre Hyperkeratose**). Manche Klienten berichten auch, daß ihre Akneherde unter Streß oder nach dem Genuß bestimmter Nahrungsmittel regelrecht »explodieren«.

Männliche Geschlechtshormone – Androgene – kurbeln in der Pubertät bei Jungen und Mädchen die Talgproduktion an. Durch die starke Verhornung in den Follikeln kann der Talg nicht mehr abfließen. Es kommt zum Talgstau. Dieser äußert sich erst in verstopften Poren, aus denen dann die offenen und geschlossenen Mitesser (Komedonen) entstehen. Die Komedonen entzünden sich häufig, wobei bestimmte **Bakterien** (Propionibacterium acnes), die auf der Haut und vor allem im Haartalgdrüsenausführungsgang vorkommen, eine wichtige Rolle spielen. Diese Bakterien produzieren spezielle Enzyme (Fermente), die aus dem Hauttalg die stark **reizenden Fettsäuren** abspalten. Die freien Fettsäuren lösen die Mitesserwand auf, Bakterien und die freien Fettsäuren dringen in die Lederhaut ein und bewirken die Entstehung von entzündlichen Papeln, Pusteln und Knoten. Diese treten vor allem auf talgdrüsenreicher Haut auf, also im Gesicht, am Hals, an Rücken und Dekolleté und manchmal an der Außenseite der Oberarme.

Wie Sie wissen (s. S. 21), sorgt ein Entzündungsherd für eine verstärkte Durchblutung. Außerdem macht er die Blutkapillaren durchlässiger für Flüssigkeit und Bluteiweiße. Da gleichzeitig der Lymphabfluß verlangsamt oder gar unterbrochen wird, entsteht ein entzündliches Ödem. Und genau hier können Sie mit der manuellen Lymphdrainage helfen: Bakterien, Zelltrümmer, Schlackenstoffe und Entzündungsprodukte werden schneller abtransportiert, und die Haut beruhigt sich.

So bereiten Sie Ihre Klientin vor

Je nach Sitz der Akneherde führen Sie eine manuelle Lymphdrainage am Hals, im Gesicht, Nakken, Rücken oder Dekolleté durch. Entsprechend wird Ihre Kundin gelagert.

Vor der manuellen Lymphdrainage ist es notwendig, die Haut gründlich **auszureinigen**, d. h. Komedonen, Pusteln und Talgzysten müssen entfernt werden.
Um die Haut dabei nicht zu sehr zu strapazieren, legen Sie vorher gut **warme Kräuterkompressen** auf oder bedampfen die Haut mit einem Bedampfungsgerät. Ein sich anschließendes **enzymatisches Peeling** sorgt dafür, daß die Verhornungen beseitigt und die Poren freigemacht werden. Nun können Sie mit dem Ausreinigen beginnen. Anschließend ist es wichtig, die Haut gut zu **desinfizieren**. Sollten Sie einen Hochfrequenzstab besitzen, so können sie ihn wegen der desinfizierenden, entzündungshemmenden Wirkung des Ozons, das bei der Behandlung entsteht, gerade bei Akne-Entzündungen einsetzen.

Weist die Haut ihrer Kundin stärkere Reizungen und Entzündungen auf, legen Sie auf das Behandlungsgebiet ein Vliestuch auf, das mit einer antibakteriellen, beruhigenden Lotion angefeuchtet ist und führen Sie die manuelle Lymphdrainage durch das Vlies durch.

Durchführung der manuellen Lymphdrainage

Beginnen Sie mit der Halslymphknoten-Entleerung und bei Akneherden im Gesicht mit ausgiebiger Hals-Nacken-Behandlung. Wollen Sie die manuelle Lymphdrainage am Dekolleté oder Rücken ausführen, müssen vorher auch die Achsellymphknoten entleert werden.

Arbeiten Sie nicht direkt auf den Entzündungen im Behandlungsgebiet. Drainieren Sie leicht die Stauungen zwischen den Entzündungen, wobei Sie die Abflußrichtung des jeweiligen Gebietes beachten.

Wie lange und wie oft behandeln?

Bei einer ausgeprägten Akne sollten Sie anfangs etwa dreimal wöchentlich die manuelle Lymphdrainage durchführen. Je nach Ausprägung und Ausbreitung der Akneherde kann die Behandlung 40 bis 60 Minuten in Anspruch nehmen und in Extremfällen auch noch länger dauern.
Verbessert sich das Hautbild, können Sie die Behandlungsabstände allmählich auf einmal wöchentlich verlängern.

Optimale Hautpflege

Zu einer wirkungsvollen Akne-Behandlung gehört unbedingt auch die Beratung der Kundin, wie sie zu Hause ihre Haut am besten pflegen soll.

Legen Sie Ihren Kunden ans Herz, daß sie an Mitessern und Pusteln selber nicht herumdrücken und -quetschen sollten.

Zum einen droht die Gefahr der Bakterienübertragung (Schmierinfektion). Zum anderen kann sich die Entzündung verstärken, wenn man den Talg nicht nach außen, sondern nach innen in die Umgebung der Talgdrüse drückt und der Körper darauf wie auf einen Fremdkörper reagiert. Pigmentverschiebungen (braune Pigmentierungen) und Vernarbungen können entstehen.

Über 50 % der Akne-Patienten haben eine feuchtigkeitsarme, seborrhoische und alkalische Haut. Sie waschen sich wegen ihrer fettigen Haut sehr häufig. Eine zu starke Entfettung fördert wiederum die Talgproduktion. Empfehlen Sie Ihrer Kundin ein mild entfettendes Reinigungsmittel, das sie zweimal täglich benutzen kann, und anschließend die Verwendung eines alkoholhaltigen Tonics. Bei der Pflege sollten stärker fetthaltige Zubereitungen gemieden werden. Spezielle Cremes und Lotionen sind bei der fast immer seborrhoischen Haut empfehlenswert.
Fettige Haare wäscht man mit einem milden Shampoo so oft wie nötig.

Was der Arzt tun kann

Da die Verhornungsstörung im Haarfollikel die entscheidende Rolle bei der Auslösung der Akne spielt, stehen zunächst Maßnahmen im Vordergrund, die die Komedonen beseitigen oder in ihrer Entstehung hemmen. Hier hat sich eine **Schälbehandlung** mit Benzoylperoxid oder Vitamin-A-Säure-Präparaten bewährt, die jedoch häufig zu einer starken Reizung und Austrocknung der Haut führt. Auch Peelings mit hochprozentigen Fruchtsäuren werden angewendet. Bei Entzündungen verschreibt der Arzt zur lokalen antiseptischen Behandlung **alkoholische Lösungen**. Ebenso können **Antibiotika** in verschiedenen Grundlagen auf die Haut aufgetragen werden.
Bei einer schweren Akne müssen Antibiotika innerlich eingenommen werden. Bei Frauen kann sich ein Versuch mit einem **Hormonpräparat** lohnen, das die Wirkung der körpereigenen Androgene (männliche Geschlechtshormone) bremst. Ein Behandlungserfolg stellt sich häufig erst nach 3 Monaten ein.
Bei sehr schweren und vernarbenden Akneformen kann der Arzt auch ein sehr wirksames innerliches Medikament, das **Isotretinoin** (einen Vitamin-A-Säure-Abkömmling), einsetzen. Dieses Medikament kann allerdings schwere Nebenwirkungen hervorrufen und wird nur verordnet, wenn alles andere nicht den entsprechenden Erfolg gebracht hat. Frauen in gebärfähigem Alter müssen während der Behandlung die Antibabypille einnehmen und dürfen bis zu 2 Monaten nach Absetzen des Isotretinoins nicht schwanger werden, weil dieses Medikament fruchtschädigend wirken und zu Mißbildungen des Kindes führen kann.

Begleitmaßnahmen

Eine so hartnäckige Hauterkrankung wie die Akne, bei der so viele verschiedene Faktoren mitspielen, bekommt man nur durch eine Kombinationsbehandlung in den Griff.
Sehr wirkungsvoll können Sie die **Kräuterschälkur** einsetzen – eine ärztlich entwickelte Methode zur Schälung der Haut, die auf Kräuterbasis beruht. Bei Akne und unreiner Haut entfaltet die Kräuterschälkur eine komedolytische Wirkung:

- Die Verhornung am Talgdrüsenausführungsgang wird vermindert und so die Komedonenneubildung verhindert bzw. vermindert.
- Bestehende Komedonen werden gelockert und freigelegt, geschlossene rascher in offene umgewandelt.
- Die gesteigerte Durchblutung fördert die Abheilung und Beseitigung von Papeln und Pusteln.
- Es erfolgt eine Beschleunigung der Resorption entzündlicher Effloreszenzen und sogar alter, tiefliegender Knoten und Infiltrate.

Aufgrund ihres Wirkungsspektrums zeigen auch **Fruchtsäure-Peelings** bei unreiner Haut und Akne gute Wirkung.

Eine ausgewogene, ballaststoffreiche Ernährung ist wichtig. Man sollte unbedingt auch auf regelmäßigen Stuhlgang achten. Wichtig ist eine gesunde Lebensweise mit viel Bewegung, Sport, Entspannung und Verzicht auf Alkohol und Nikotin.

Die **Akne-Diät** ist im Kreis von Schulmedizinern **umstritten**. Wissenschaftliche Untersuchungen verneinen einen verschlechternden Einfluß von Nahrungsmitteln auf die Akne. Wenn Ihre Kundin jedoch selber feststellt, daß bestimmte Lebensmittel wie tierische Fette, Schweinefleisch, Käse, Nüsse und Schokolade zu einer Verschlechterung der Hauterscheinungen führen, sollte sie diese weitgehend vermeiden.

Maßvolle Sonnenbäder können die Behandlung unterstützen. Dabei muß man aber vorsichtig mit Sonnenschutzmitteln umgehen, denn manche Präparate fördern die Akne. Es kann sogar zu sogenannter Mallorca-Akne kommen. Grundsätzlich sollten Sie Ihren Kunden mit Hautunreinheiten keine fetten Sonnenschutzmittel empfehlen, sondern Cremes, Lotionen oder Gele.

Besonders wichtig ist die **psychische Führung**. Professor Proppe, ein bekannter Akne-Experte, hat einmal gesagt: »Zwar kann Akne und unreine Haut niemanden umbringen, aber sie kann das Leben unerträglich machen«. Eine »unreine« Haut verhindert Freundschaften, Liebesbeziehungen und berufliches Fortkommen. Das Selbstwertgefühl leidet stark, schwere psychische Störungen sind die Folge. So beginnt ein Teufelskreis: zunehmende Angst und Depression, Abkapselung von der Umwelt, Vereinsamung und Minderwertigkeitsgefühle erzeugen Streß. Dieser verschlimmert die Akne noch mehr. Sie können helfen, diesen Teufelskreis zu durchbrechen. In Gesprächen und über Hautkontakt können Sie langsam eine Vertrauensbasis aufbauen. Sie sollten über Akne-Ursachen und -Verlauf informieren und die beabsichtigten Behandlungsmaßnahmen erklären.

Nicht zu unterschätzen ist die Anwendung abdeckender Präparate. Das Abdecken, das Unsichtbarmachen der störenden und entstellenden Hautveränderungen übt einen positiven Einfluß auf die Psyche aus.

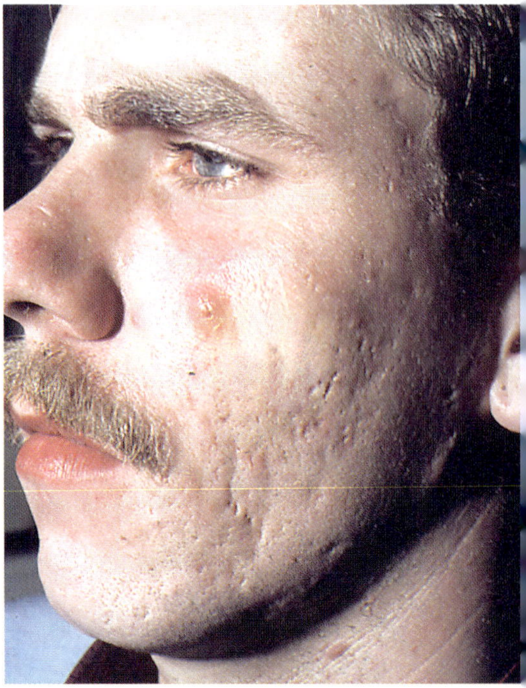

Akne-Patient (vorher/nachher).

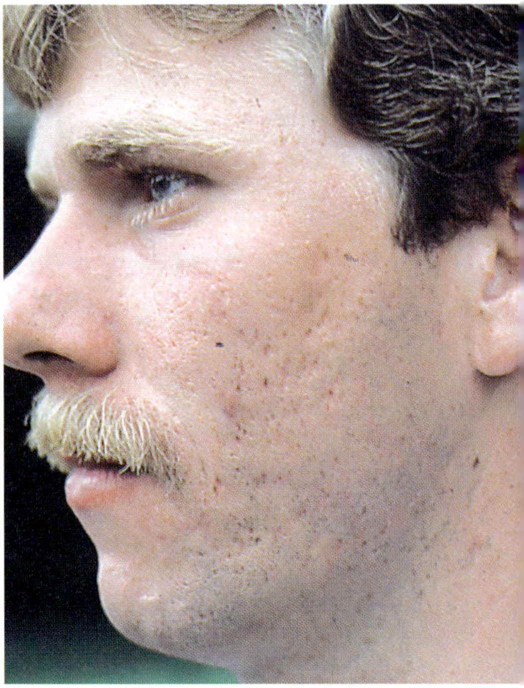

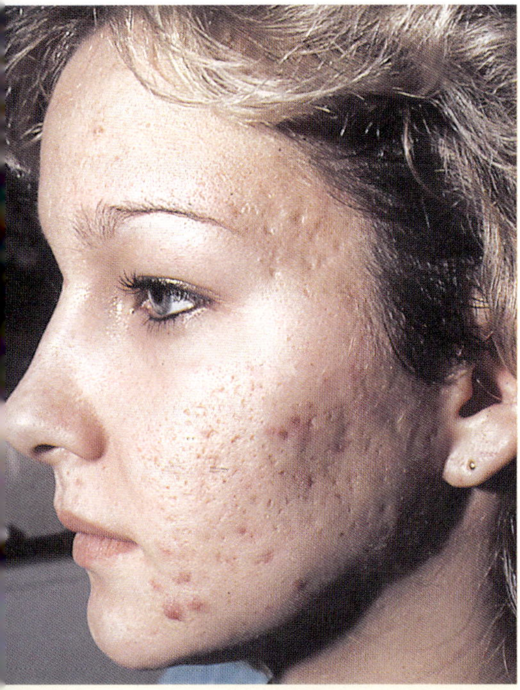

Akne-Patientin (vorher/nachher).

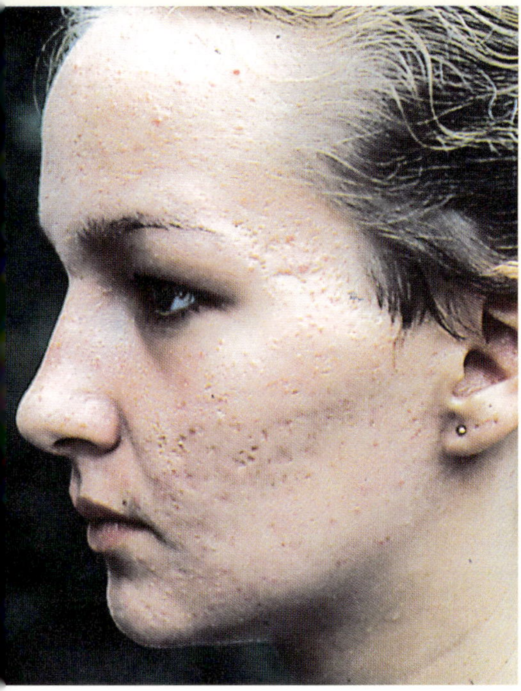

Mit welchem Ergebnis darf Ihre Kundin rechnen?

Durch eine optimale Pflege und Behandlung, die konsequent durchgeführt werden, lassen sich Schwere und Dauer der Akne-Erkrankung positiv beeinflussen. Ihre Kundin darf also auf eine **deutliche Besserung** ihres Hautbildes hoffen - immer vorausgesetzt natürlich, sie macht bei den Behandlungsbemühungen aktiv mit.

Machen Sie Ihrer Kundin klar: wer nicht die notwendige Geduld aufbringt und resigniert, riskiert bleibende Narben auf seiner Haut – und auch auf seiner Seele.

Rosacea

Während die Akne in der Regel jüngere Menschen betrifft, beginnt die Rosacea meist im dritten oder vierten Lebensjahrzehnt. Von dieser Hautkrankheit sind vor allem Frauen betroffen, und weil die Rosacea typischerweise mitten im Gesicht »prangt«, wird sie für viele Betroffene zur schweren psychischen Belastung.

Die Rosacea verläuft in **Schüben**, der Hautzustand ist also mal besser, mal schlechter. Die genaue Ursache dieser Erkrankung ist nicht bekannt. Viele Ursachen wurden vermutet, so erbliche Faktoren, Magen-, Darm- und Gallenblasenerkrankungen, Bluthochdruck, doch keine hat sich als richtig erwiesen.

Typische Vorläufer der Rosacea sind schubweise **Rötungen** im Gesicht, die aber nur kurz dauern. Heiße Getränke, Alkohol, kräftig gewürzte Speisen, Kälte und Hitze, Sonneneinstrahlung können solche Rötungen auslösen, genauso wie Streß oder Ärger. Mit der Zeit bleiben diese Rötungen aber immer länger bestehen, bis sie schließlich gar nicht mehr verschwinden. Feinste **Gefäßreiser** (Teleangiektasien) machen sich auf Nase und Wangen breit. Die Gesichtsmitte weist einen rötlichen, kupferartigen Farbton auf, den die Franzosen »couperose« nennen.

Im weiteren Verlauf kommen **Papeln** und **Pusteln** dazu, und die Haut auf der Nase und den Wangen verdickt sich polsterartig. Typisch ist eine sehr großporige, verdickte und gestaute Haut, die einer Orangenschale ähnelt. Komedonen, wie bei der Akne, fehlen. Im Endstadium kommt es zu Bindegewebsvermehrung und zu Talgdrüsenvergrößerungen, unter denen die feinen Gesichtkonturen verschwinden. Bei Männern kann sich durch die Talgdrüsenvergrößerungen eine bizarre **»Knollennase«** (Rhinophym) bilden, bei Frauen ist diese Veränderung extrem selten.
Wie gesagt, spielt sich die Rosacea in der Gesichtsmitte ab. Nase, Wangen, Kinn und Stirn sind häufig betroffen, seltener die Haut hinter den Ohren, der Hals und das Dekolleté.
Aus mikroskopischen Untersuchungen weiß man, daß die Blut- und Lymphgefäße in der von der Rosacea befallenen Haut erweitert sind und daß ein Ödem in der oberen Lederhaut vorliegt. Bei allen Formen der Rosacea finden sich mehr oder weniger stark ausgeprägte Stauungen – und diesen können Sie mit der manuellen Lymphdrainage entgegenwirken.

So bereiten Sie Ihre Klientin vor

Sollte die Haut Ihrer Kundin einzelne Pusteln zeigen, so brauchen Sie diese nicht auszureinigen, denn die Pusteln bei der Rosacea weisen keine krankhafte bakterielle Besiedelung auf.

Durchführung der manuellen Lymphdrainage

Arbeiten Sie an Hals und im Gesicht wie auf S. 44 f. und S. 46 ff. beschrieben.

Besonders intensiv sollte die Lymphknotenketten-Entleerung am Hals ausgeführt werden, ebenso die Drainage der Nase, am besten zwei- oder dreimal. An den Wangen führen Sie die 4-Finger-Kreise in mehreren Ansätzen von der Nase zum Ohr durch.

Dabei sollten Sie die Abflußrichtung beachten: wenn Sie neben der Nase arbeiten, richten Sie den Druck zum Mundboden hin, am äußeren Wangenbereich zum Ohr hin. Sie können zusätzlich auf das gestaute Gebiet drei Finger oder leicht die ganze Hand aufsetzen und zart in Abflußrichtung »pumpen« (s. S. 39).

Mit der manuellen Lymphdrainage können Sie die Stauungen und Ödeme vermindern oder sogar beseitigen. Sie werden schon während des Massierens feststellen können, wie die stark gerötete Haut abblaßt und sich beruhigt. Günstig für Ihre Rosacea-Klientin ist auch die Anti-Streß-Wirkung, die ihr zu mehr Gelassenheit verhilft.

Wie lange und wie oft behandeln?

Das hängt ganz vom Ausmaß und vom Stadium der Hautveränderungen ab. Je früher die manuelle Lymphdrainage durchgeführt wird, um so besser sind die Erfolgsaussichten. Ist die Rosacea weiter fortgeschritten, werden Sie mehr Sitzungen benötigen, bis es zu einer Besserung kommt. Anfangs sollten Sie ca. **dreimal wöchentlich** 40 bis 60 Minuten behandeln. Verbessert sich das Hautbild, können Sie die Behandlungsintervalle verlängern. Um den Behandlungserfolg zu erhalten, ist eine **Dauerbehandlung** in Abständen von 10 Tagen erforderlich.

Optimale Hautpflege

Die Haut sollte nur mit milden Reinigungsmitteln gereinigt werden. Alkoholhaltige Gesichtslotionen sind zu meiden, da sie anfallsweise auftretende Rötungen auslösen können. Auch stark parfümierte und zu fette Cremes können die Haut reizen. Günstig sind Ö/W-Emulsionen, die mit einer leichten kreisförmigen Massage aufgetragen werden sollen.

Alles, was die Haut reizen könnte, ist für Ihre Rosacea-Kundin tabu. Also keine heißen Kompressen, keine durchblutungsfördernden Masken und selbstverständlich keine Peelings.

Sonne ist **Gift** für die gerötete Rosacea-Haut! Jedes Sonnenbad kann die Hautveränderungen verschlimmern. Machen Sie Ihrer Kundin klar, wie wichtig ein konsequenter Sonnenschutz ist - und zwar schon ab dem Frühjahr. Aber auch im Winter ist ein Schutz vor Witterungseinflüssen erforderlich.

Was der Arzt tun kann

Eine Rosacea sollte ärztlich behandelt werden. Raten Sie also Ihrer Klientin, einen Dermatologen aufzusuchen, falls sie noch nicht in Behandlung ist.
Je nach Schwere und Stadium der Erkrankung wird der Arzt die Haut lokal oder innerlich mit bestimmten Antibiotika (z.B. Tetrazyklin, Erythromycin, Metronidazol) behandeln. Bei schwersten Rosacea-Fällen kann innerlich Isotretinoin (ein Vitamin-A-Säure-Abkömmling) eingesetzt werden. Die medikamentöse Behandlung gestaltet sich oft schwierig und langwierig, und nicht selten stellen sich - zum Teil schwere - Nebenwirkungen ein.

Grobe Gefäßreiser können mit dem **Laser** oder einer feinen **Diathermienadel** koaguliert werden. Bei der Knollennase führt nur eine Operation zu einem kosmetisch befriedigenden Ergebnis.

Manchmal tritt eine Rosacea im Zusammenhang mit inneren Erkrankungen auf. Deshalb klärt der Arzt ab, ob beispielsweise ein Bluthochdruck oder eine Magen-Darm-Erkrankung vorliegt.

Begleitmaßnahmen

Kaffee, Tee, Alkohol, heiße Speisen und Getränke, scharfe Gewürze können einem das Blut regelrecht in den Kopf treiben, deshalb sollte Ihre Klientin lieber darauf verzichten.

Günstig ist eine ballaststoffreiche Kost, damit es erst gar nicht zur Verstopfung kommt. Raten Sie also zu Vollkornbrot, zu viel Gemüse, Salat und Obst.

Heiße Bäder und Saunabesuche würden die Hautrötungen verschlechtern. Deshalb lieber vermeiden.

Mit welchem Ergebnis darf Ihre Kundin rechnen?

Rosacea ist in vielen Fällen nicht heilbar. Dennoch läßt sie sich gerade durch die manuelle Lymphdrainage deutlich **bessern**. Bei regelmäßiger Durchführung kann der Übergang zwischen den einzelnen Stadien verlangsamt bzw. aufgehalten werden. Das Gewebe wird entschlackt, überflüssiges Filtrat wird abtransportiert. Spannungsgefühle lassen nach, Rötungen werden schwächer. Entzündungen heilen schneller ab.

Schlagen Sie Ihrer Klientin eine Färbung der Augenbrauen und Wimpern vor. Das lenkt optisch von den Hautrötungen ab.
Rötungen und störende Hautveränderungen können Sie durch ein stark abdeckendes Make-up in grau-beigen oder sogar grünlichen Tönen kaschieren.

Periorale Dermatitis

Gerötete, schuppende Haut mit Papeln und kleinen Papulopusteln um den Mund, an den Nasolabialfalten und am Kinn, wobei ein schmaler Hautstreifen rund um die Lippen gesund bleibt - so sieht eine typische periorale Dermatitis aus. Bei schwerem Verlauf können sich die Hautveränderungen auch auf die Augenlider, den Haaransatz, den Hals und auf die Haut hinter den Ohren ausdehnen. Das Ausmaß der Erscheinungen schwankt häufig von Tag zu Tag.
Betroffen sind vor allem Frauen jüngeren und mittleren Alters. Die Ursachen der Erkrankung sind letztlich nicht genau bekannt. Man vermutet unterschiedliche Faktoren, nämlich:

- Unverträglichkeitsreaktionen auf Kosmetika,
- übertriebene Hautpflege,

- unkontrollierte Anwendung von kortisonhaltigen Präparaten im Gesicht,
- mechanische Reizung (z. B. wenn der Partner einen Bart trägt),
- Hefepilz-Infektionen,
- Magen-Darm-Störungen,
- Sonnenlicht,
- hormonelle Verhütungsmittel.

Einer neueren Theorie zufolge entsteht die Erkrankung durch Quellung und Überfeuchtung der Haut bei zu häufigem Gebrauch von **Feuchtigkeitscremes** und zu fettigen, nicht auf das Hautbedürfnis abgestimmten Kosmetika.

Unsachgemäße Behandlung und Streß können die Situation verschlimmern. Die periorale Dermatitis verläuft oft chronisch über Wochen und Monate.

Sicher ist, daß die Anwendung **kortisonhaltiger Cremes** und Salben im Gesicht eine periorale Dermatitis verschlimmern oder gar hervorrufen kann. Viele Frauen wenden Kortison-Cremes, die es zum Teil rezeptfrei in der Apotheke zu kaufen gibt, wegen banaler Hautveränderungen im Gesicht unkritisch an. Geschieht das über längere Zeit, kann es zur perioralen Dermatitis kommen. Und dann beginnt ein Teufelskreis: auf die periorale Dermatitis wird wieder Kortison aufgetragen, was zunächst auch hilft. Doch schon nach kurzer Zeit verschlimmert sich der Hautzustand, und die Betroffene greift wieder zur Kortison-Tube.

Betrachten Sie es als Ihre Aufgabe, Ihre Kundin auf den Zusammenhang zwischen Kortison-Anwendung und perioraler Dermatitis hinzuweisen und raten Sie ihr, einen Arzt aufzusuchen, falls sie noch nicht medizinisch betreut wird.

Bei der perioralen Dermatitis liegt ein **Ödem** in der oberen Lederhaut vor, das auch zu den sichtbaren Papeln und Pusteln führt. Hier liegt die Chance der manuellen Lymphdrainage, mit der das Ödem beseitigt werden kann. Auch die entkrampfende und streßbefreiende Wirkung der Methode hilft der Klientin mit perioraler Dermatitis.

So bereiten Sie Ihre Klientin vor

Eine spezielle Vorbereitung der Kundin ist nicht erforderlich.

Durchführung der manuellen Lymphdrainage

Behandeln Sie Gesicht und Hals wie auf S. 44 ff. beschrieben.

Wie lange und wie oft behandeln?

Das hängt auch bei der perioralen Dermatitis von der Schwere und dem Ausprägungsgrad ab. Außerdem kommt es darauf an, ob die Klientin zusätzlich mit Medikamenten behandelt wird, oder ob der Hautarzt einen Versuch mit alleiniger Lymphdrainage für gerechtfertigt hält.
Mit der manuellen Lymphdrainage werden Sie bei der perioralen Dermatitis gute Erfolge erzielen können. Rechnen Sie mit einer Behandlungsdauer von etwa **3 bis 4 Wochen**, in denen etwa 12 bis 15 Lymphdrainage-Sitzungen stattfinden sollten.

Optimale Hautpflege

Bei der perioralen Dermatitis ist weniger tatsächlich mehr. Es gibt Frauen, die ihre störenden Hauterscheinungen allein dadurch loswerden, daß sie auf sämtliche Hautpflegemittel konsequent verzichten. Allerdings muß man bei diesem Vorgehen viel Geduld aufbringen, denn der Heilungsprozeß dauert sehr lang. Außerdem ist diese Methode bestimmt nicht jedermanns Sache.
Auf jeden Fall sollten Sie und Ihre Kundin auf alles verzichten, was die höchst empfindliche und reizbare Haut irritieren könnte: also keinerlei Peelings, Gesichtswässer und keine fettenden Cremes und Salben.
Häufig sind Aufschläge mit kaltem schwarzem Tee, der 10 Minuten lang gezogen hat, hilfreich. Reinigung nur mit lauwarmem Wasser, höchstens mit einem sehr milden Reinigungsmittel. Austrocknende Cremes, die auch eine ab-

deckende Komponente enthalten können, darf Ihre Kundin sparsam verwenden.

Was der Arzt tun kann

Auch der Arzt wird der Klientin mit perioraler Dermatitis deutlich machen, daß Kortison-Salben bei dieser Hautkrankheit absolut tabu sind. Hat sie lange Kortison angewandt, kann sich ihr Hautzustand akut verschlechtern, wenn sie das Kortison plötzlich wegläßt. Die Symptome des »Kortisonentzugs« kann der Arzt mildern, indem er der Patientin **Antibiotika** zum Einnehmen verschreibt (z.B. Tetrazyklin oder Erythromycin).

Auch Antibiotika in einer milden und nicht fettenden Grundlage können, lokal auf die Haut aufgetragen, gut helfen. Stellt der Arzt fest, daß die entzündete Gesichtshaut zusätzlich von **Hefepilzen** befallen ist (und das kommt oft vor), wird er diese Infektion selbstverständlich entsprechend behandeln.

Insgesamt sind Hautärzte mit Medikamenten bei der perioralen Dermatitis aber eher vorsichtig, da bekannt ist, daß diese Hautkrankheit auch ohne Arzneimittel narbenlos abheilen kann.

Begleitmaßnahmen

Sonneneinstrahlung kann, muß aber nicht, eine periorale Dermatitis verschlechtern. Machen Sie Ihre Kundin darauf aufmerksam.

Mit welchem Erfolg darf Ihre Kundin rechnen?

Bei Beachtung der oben aufgeführten Maßnahmen können bei Ihrer Kundin nach 3 bis 4 Wochen die Hautveränderungen abklingen. Nach Abheilung vermindert eine sorgfältige Hautbeurteilung mit Zusammenstellung einer auf das Hautbedürfnis abgestimmten Pflege Rückfälle.

Vorgealterte und atrophische Haut

Mit zunehmendem Alter wird die Haut dünn, trocken, weist Runzeln und Falten auf. Die Kapillaren scheinen durch die rauhe, grobkörnige Hautoberfläche hindurch und sind häufig erweitert. Pigmentflecken und Altersneubildungen treten auf. In der Lederhaut ist das noch vorhandene Bindegewebe verhärtet und hat seine Wasserbindungsfähigkeit verloren. Dadurch wird die Haut schlaff, die jugendliche Spannung fehlt. Die elastischen Fasern verändern sich, es bilden sich Falten, und gleichzeitig bekommt die Haut eine gelblich-bräunliche, fleckige Färbung. Erste Alterserscheinungen zeigt unsere Haut, wenn wir etwa dreißig sind.

Besonders schnell altern Hautpartien, die nicht von der Kleidung bedeckt und nicht konsequent mit Sonnenschutzmitteln behandelt werden: Gesicht, Hals, Nacken, Dekolleté, Hände und Unterarme sind besonders gefährdete Stellen (Lichtalterung).

Übrigens altert auch unser Lymphgefäßsystem. Die Anzahl der feinen Lymphgefäße nimmt ab, die Gefäßwand wird »dichter« und damit weniger aufnahmefähig; die Funktion läßt allmählich nach. Zusätzlich zu den oben beschriebenen Hautveränderungen können sich auch Stauungen in der Augengegend und dunkle Augenringe bilden.

Diesen unschönen Altersveränderungen können Sie mit der manuellen Lymphdrainage sehr gut begegnen. Sie erreichen günstigere Durchströmungsverhältnisse im Gewebe und damit eine Besserung der Hautfunktionen. Augenringe und Augensäckchen schwinden zusehends, und die Haut sieht frischer und rosiger aus.

So bereiten Sie Ihre Klientin vor

Voraussetzung für die erfolgreiche Behandlung einer atrophischen Haut ist eine fachgerechte Beurteilung des Hautzustandes.

Zu Beginn wird ein **biologisches Peeling** ausgeführt und ca. 5 bis 7 Minuten unter Dampf auf der

Haut belassen. Je nach Empfindlichkeit der Haut können Sie das Peeling sanft mit einer Kompresse entfernen, zusätzlich mit kreisenden Bewegungen bearbeiten oder mit dem Bürstengerät massierend abnehmen.
Die Oberhaut wird dadurch leicht durchblutet, Verhornungen aufgeweicht oder aufgelöst. Es ist erwiesen, daß ein biologisches Enzym-Peeling die Sorption der Haut für die nachfolgenden Wirkstoffe steigert.
Bei der atrophischen Haut können Sie eine fettarme, feuchtigkeitsspendende Ampulle auftragen, die von der Haut sofort aufgenommen wird, und dann mit der manuellen Lymphdrainage beginnen.

Durchführung der manuellen Lymphdrainage

Behandeln Sie das Gesicht wie auf S. 44 ff. beschrieben.
Danach erfolgt eine **Packung**, die wirkstoffreich, feuchtigkeitsspendend, zellaktivierend, straffend wirkt und als Fettanteil pflanzliche Öle enthält. Heute steht der Kosmetikerin eine Reihe von entsprechenden Präparaten (auch pflanzlicher Herkunft) zur Verfügung, die folgende Wirkstoffe enthalten können: Vitamine A, C, E, B-Komplex, H, Weizenproteine, Algen, Hyaluronsäure, Aloe vera, Ackerschachtelhalm, Ringelblume, Malve, Ginseng, Ginkgo biloba, u. v. a. m.

Wie lange und wie oft behandeln?

Bei der atrophischen Haut ist eine kurmäßige Behandlung angezeigt, die **10 Behandlungen** verteilt über 5 Wochen vorsieht:

- In der 1. Woche 3 Behandlungen,
- in der 2. Woche 2 Behandlungen,
- in der 3. und 4. Woche 2 Behandlungen,
- und in der 5. Woche 1 Behandlung.

Hierdurch wird eine grundlegende Besserung erreicht, da die Abstände zwischen den Behandlungen gering sind.

Optimale Hautpflege

Die zur Pflege der atrophischen Haut eingesetzten Präparate sollten reichlich **Feuchthaltefaktoren** anbieten, neben Wirkstoffen, die den **Zellstoffwechsel anregen**. Als Tagescreme empfiehlt sich eine Ö/W-Emulsion mit einem Lipidanteil von über 50 %, als Nachtpflege eine W/Ö-Emulsion.

Was der Arzt tun kann

Vitamin-A-Säure, die jedoch häufig zu Hautirritationen führt, wird zur Behandlung gealterter Haut mit gutem Erfolg eingesetzt. Die Wirkung tritt nach ca. sechs- bis zwölfmonatiger Anwendung ein. Bei ausgeprägten Altersveränderungen der Haut kann der Dermatologe ein **medizinisches Peeling** z. B. mit einer höherprozentigen Fruchtsäure, Trichloressigsäure oder Phenol durchführen. Manche Dermatologen arbeiten mit verschiedenen **Lasertechniken**, mit denen sie die Haut »verjüngen«. All diese Verfahren sind zwar effektiv, aber eingreifend und können auf der Haut der Klientin zunächst kleine Blutergüsse, Krusten und Rötungen hinterlassen, so daß sie einige Tage nicht »gesellschaftsfähig« ist. Außerdem besteht bei diesen Methoden die Gefahr von **Pigmentverschiebungen** und sogar von **Narben**.

Begleitmaßnahmen

Mit der **Kräuterschälkur** erzielen Sie bei der atrophischen, vorzeitig gealterten Haut sehr gute Behandlungserfolge. Die reine Pflanzenmischung, die elastizitätssteigernde, kräftigende, regenerierende, strukturverbessernde Inhaltsstoffe enthält, bewirkt eine starke Durchblutung und flächenhafte Ablösung der oberen Hautschichten. Auch mit **Fruchtsäure-Peelings** können Sie bei der atrophischen Haut eine Besserung des Hautzustandes erreichen.
Erklären Sie Ihrer Kundin, wie wichtig ein konsequenter **Lichtschutz** ist, damit die Hautalterung nicht weiter rasch fortschreitet.

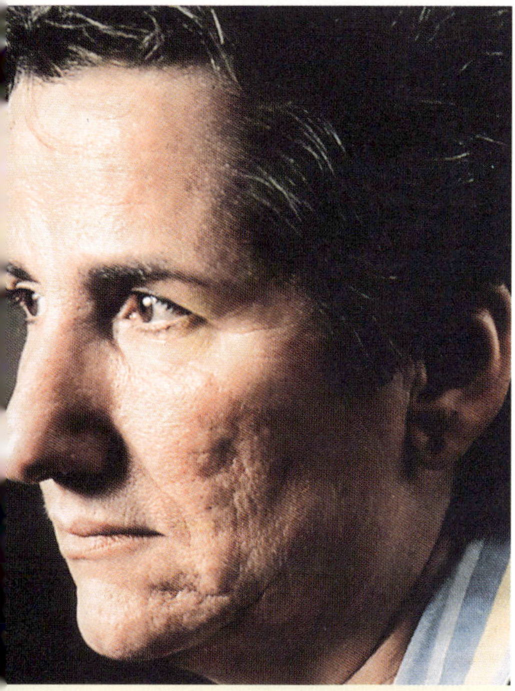

Patientin mit Akne-Narben und Hautatrophie (vorher/nachher).

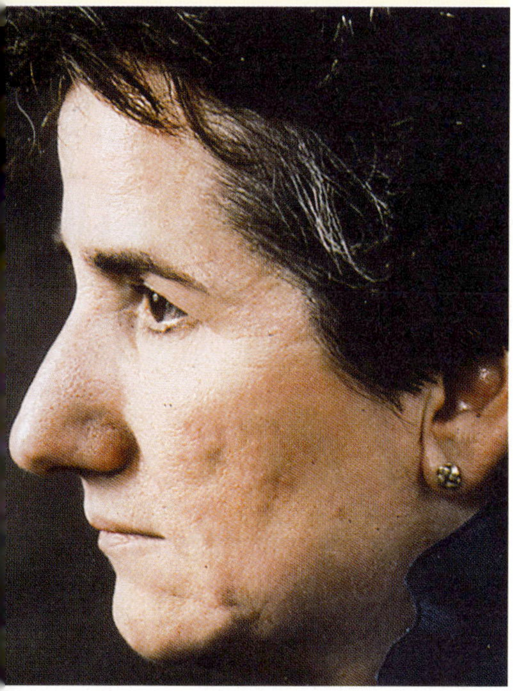

Fragen Sie Ihre Klientin auch, wieviel **Flüssigkeit** sie täglich zu sich nimmt. Gerade ältere Damen mit feuchtigkeitsarmer, schlaffer Haut trinken oft erstaunlich wenig, was sich natürlich auch an der Haut bemerkbar macht. Raten Sie Ihrer Kundin also, täglich etwa zwei Liter Flüssigkeit zu trinken, und zwar am besten in Form von Mineralwasser, Kräutertees und verdünnten Fruchtsäften. Das kurbelt zusammen mit ausreichender Bewegung und einer ausgewogenen, ballaststoffreichen Ernährung (s. S. 30 f.) auch die Verdauung an und wirkt einer Verstopfung entgegen.

Unerläßlich ist neben der eigentlichen kosmetischen Behandlung die **Motivierung** der Kundin zur Mitarbeit:

- ggf. Umstellung der Ernährung,
- Verzicht auf schädigende Faktoren wie Alkohol und Nikotin,
- ggf. Umstellung der Lebensweise: ausgiebiger Schlaf, Sport, Bewegung im Freien.

Mit welchem Ergebnis darf Ihre Kundin rechnen?

Mit einer Lymphdrainage-Serie erreichen Sie eine Besserung der Durchströmungsverhältnisse in der Haut. Schlackenstoffe werden abtransportiert, die Hautzellen besser ernährt. Für Ihre Kundin macht sich das in einem **frischeren Teint** bemerkbar. Augenschatten lassen deutlich nach, Augensäckchen werden kleiner, Stauungen im Gesicht nehmen ab.

Cellulite (Pannikulose)

Die Cellulite ist nichts Krankhaftes, eher eine Eigenheit des weiblichen Bindegewebes. Und doch leiden viele Frauen an den unschönen Dellen und Wellen, die sich auf der Haut von Oberschenkeln, Gesäß, Bauch und Oberarmen ausbreiten. Dabei kann die Haut entweder schlaff oder aber ödematös-geschwollen sein. Wenn Sie eine Hautfalte am Oberschenkel Ihrer Kundin zusammen kneifen, sehen Sie die typischen Einziehungen und Felderungen, die zu der Bezeichnung **Orangenhaut** geführt haben. Die buckligen Unregelmäßigkeiten und Dellen, die sich durch die Haut abzeichnen, sind stark vergrößerte Fettzellen. Läuft der Stoffwechsel normal, haben Fettzellen die Funktion von Zwischenlagern und sind etwa so groß wie ein Stecknadelkopf. Sie speichern das in winzige Moleküle zerlegte Nahrungsfett und geben es frei, sobald der Körper Energie benötigt. Gerät das Gleichgewicht zwischen Fettspeicherung (Lipogenese) und Fettabbau (Lipolyse) durcheinander, wachsen die Fettzellen bis um das Fünfzigfache und sind schließlich so groß wie weiße Bohnen.

Auslöser für den gestörten Fettstoffwechsel können Ernährungsfehler (z. B. zu viel Fett, zu viele Kalorien), Stoffwechselstörungen, aber auch Streß und hormonelle Faktoren sein.

Daß praktisch nur **Frauen** Cellulite bekommen, liegt an deren **typischem Bindegewebe**. Es unterscheidet sich in einem gravierenden Punkt vom männlichen: bei Männern sind die Gewebsfasern kreuzförmig (scherengitterförmig) vernetzt. Ein Scherengitter kann sich bei einer Fettzellenvermehrung im Innern desselben nicht dehnen, die Fettzellen werden wie durch ein Stützkorsett zurückgehalten. Dies ist der Grund, warum sich bei den meisten Männern Cellulite nicht ausbilden kann.

Bei der Frau muß sich das Bindegwebe bei einer Schwangerschaft ausdehnen können. Aus diesem Grund sind die Bindegewebsfasern bei Frauen locker in parallelen Gruppen senkrecht zur Oberfläche angeordnet. Die vergrößerten und vermehrten Fettzellen können sich leichter zwischen die Fasern schieben und die Epidermis nach außen drücken: die sog. Orangenhaut wird sichtbar.

Die vergrößerten, aufgeblähten Fettzellen drükken auf die schmerzleitenden Hautnerven und kleinen Blut- und Lymphgefäße. Dies bewirkt eine verminderte Zirkulation in und zwischen den Zellen, was zu einer **Stauung** führt, die wiederum für die Zunahme des Druckes verantwortlich ist. Das Cellulitegewebe kann erstaunliche Flüssigkeitsmengen einlagern, was die Gewichtsschwankungen der Betroffenen erklärt. Der permanent erhöhte Druck führt zu Gefäßschäden in Form von undichten Wänden. Es kommt zu vermehrter Neubildung und Verhärtung von Bindegewebsfasern und Grundsubstanz.

Das Cellulitegewebe wird mit weniger Sauerstoff versorgt und sammelt mehr Schlakkenstoffe an. Daß die Stoffwechselprozesse beeinträchtigt sind, merkt man auch daran, daß die betroffenen Stellen kälter sind als die übrige Haut.

Ursächlich besteht sicher ein Zusammenhang zwischen den **weiblichen Hormonen** (Östrogene) und der Cellulite. Gerade bei Frauen mit sehr weiblicher Ausprägung (Hormonmuster: viel Östrogen) ist die Cellulite besonders auffallend. Sowohl die Struktur des Bindegewebes als auch die Dicke der Lederhaut und die Elastizität der Bindegewebsfasern unterliegen neben der genetischen Veranlagung dem Einfluß der Geschlechtshormone. Östrogene bewirken vermehrte Fetteinlagerungen an charakteristischen Körperpartien wie Hüften, Oberschenkeln, Oberarmen. Sie lockern das Bindegewebe auf und führen zu einem höheren Wasserbindungsvermögen und gesteigertem Blutandrang.

In jedem Frühjahr – wenn die Badesaison bevorsteht – wird die Cellulite zu einem aktuellen Thema, und viele Ihrer Kundinnen möchten etwas gegen ihr Problem unternehmen. Mit einer kombinierten Anticellulite-Behandlung, bei der die manuelle Lymphdrainage eine wichtige Rolle spielt, können Sie durchaus vorzeigbare Ergebnisse erreichen.

So bereiten Sie Ihre Klientin vor

Prüfen Sie zunächst, ob das Cellulite-Gewebe ödematös ist. Drücken Sie mit einem Finger auf die Haut Ihrer Kundin. Bleibt eine deutliche **Delle** zurück, die sich nur langsam zurückbildet, spricht das für ein **Ödem**. In diesem Fall sollten Sie ohne Vorbehandlung mit der Lymphdrainage beginnen.
Fühlt sich das Gewebe dagegen **hart** und **fest** an, ohne daß Sie ein Ödem feststellen können, empfehlen wir eine Vorbehandlung, die die **Durchblutung anregt** (z. B. heiße Kompressen, Peeling, Bürstenmassagen, durchblutungsfördernde Produkte, Tiefenwärme, passive Gymnastik mit Reizstrom).

Alle anregenden Maßnahmen durchbluten und erwärmen die Haut. Es werden mehr Sauerstoff und Nährstoffe, aber auch mehr Flüssigkeit ins Gewebe transportiert, was die ohnehin bei der Cellulite schon vorliegende Stauung noch verschlimmert. Die überschüssige Flüssigkeit muß mit der manuellen Lymphdrainage abgeleitet werden.

Durchführung der manuellen Lymphdrainage

Je nach Sitz der Problemzonen führen Sie eine Lymphdrainage der Beine, des Gesäßes, des Bauchs oder der Arme durch wie auf S. 61 f., S. 71, S. 69 f., S. 59 f. und S. 54 f. beschrieben. Beachten Sie, daß zuerst proximal des Behandlungsgebiets der Lymphabfluß freigemacht werden muß, damit die Lymphe aus dem Behandlungsgebiet abfließen kann.

Bei Cellulite an den **Oberschenkeln** gehen Sie so vor:

- Lymphknotenketten-Entleerung am Hals.
- Behandlung (Auspumpen der Cisterna chyli) mit stehenden 4-auf-4-Finger-Kreisen unterhalb der Brustbeinspitze mit Druck in die Tiefe und nach oben, also zur Cisterna chyli.
- Entleerung der iliakalen Lymphknoten mit stehenden 4-auf-4-Finger-Kreisen neben dem Beckenkamm. Druck zur Cisterna chyli.
- Entleerung der Leistenlymphknoten.
- Beinbehandlung von vorne und hinten (s. S. 61 f. und S. 71 f.).

Bei starken Stauungen können Sie zusätzlich die auf S. 39 beschriebenen Spezialgriffe anwenden.

Wie lange und wie oft behandeln?

Erklären Sie Ihrer Kundin, daß eine Anti-Cellulite-Behandlung »auf die Schnelle« nicht möglich ist. Etwas Geduld muß sie also schon aufbringen. Eine **zehnwöchige Behandlungsserie** ist mindestens nötig, wobei Sie 2 bis 3 Sitzungen pro Woche veranschlagen sollten.

Optimale Hautpflege

Ein sogenanntes Anti-Cellulite-Präparat sollte zweimal täglich aufgetragen werden. Es gibt eine unüberschaubare Vielzahl davon. Diese Produkte enthalten verschiedene Wirkstoffe wie z. B. gefäßstabilisierende und **entschlakkende** Pflanzenextrakte wie Roßkastanie, Efeu, Mäusedorn, Ginseng, Löwenzahn, **straffende** Pflanzenextrakte wie Schachtelhalm, Lungenkraut, Spitzwegerich, **durchblutungsfördernde** Stoffe wie Nikotinsäure-Ester, Coffein (Vorsicht bei Besenreisern !), ätherische Öle, Algenextrakte, fettspaltende Enzyme. Sicherlich werden Sie Ihrer Klientin das entsprechende Produkt aus Ihrem Sortiment für die Heimbehandlung empfehlen.

Was der Arzt tun kann

Bei der **Cellulolipolyse** handelt es sich um eine spezielle Reizstrombehandlung, bei der der Stoffwechsel der Fettzellen aktiviert wird. Nadelelektroden werden in das Fettgewebe gesetzt und sehr schnelle Ströme verabreicht. Manche Dermatologen bieten diese Methode zur Behandlung der Cellulite an.

Besonders ausgebildete Ärzte führen die **Liposuktion** (Fettabsaugung) durch. Über kleine Hautschnitte werden wenige Millimeter dünne Röhrchen (Kanülen) ins Gewebe eingelegt, mit deren Hilfe der Arzt das Fett absaugt. Nach der Behandlung muß man für einige Zeit einen elastischen Druckverband tragen um sicherzugehen, daß sich die entstandenen Hohlräume nicht mit Flüssigkeit füllen. Vorteil der Methode ist, daß man seine unschönen Pölsterchen rasch und exakt an den gewünschten Stellen los wird. Allerdings sollte man sich nur von einem entsprechend qualifizierten Arzt behandeln lassen, der mit den neuesten Methoden arbeitet. Bei der früher durchgeführten Technik riskierte man, nach der Liposuktion mit unschönen Hautdellen oder gar mit asymmetrischen Beinen (das eine dicker, das andere dünner) leben zu müssen.

Begleitmaßnahmen

Die **Kräuterschälkur** kann im Gegensatz zu vielen anderen Schälverfahren auch am Körper, also an Oberschenkeln, Gesäß, Hüften und Armen angewendet werden. Je nach Ausprägung der Cellulite sind mehrere Schälungen erforderlich. Schon nach wenigen Behandlungen (1 bis 3) ergibt sich eine deutlich sicht- und tastbar verbesserte Hautstruktur.

Neben allen Maßnahmen, die Sie durchführen, muß vor allem Ihre Klientin aktiv mitarbeiten, wenn sie eine ausgeprägte Cellulite sichtbar bessern möchte. Ganz wichtig ist es – vor allem wenn Ihre Kundin einen Stehberuf ausübt oder acht Stunden täglich im Büro sitzt –, daß sie die »Muskelpumpe« der Beine aktiviert. Dazu eignet sich fast jede Form der **Bewegung:** Sport im Fitneßstudio genauso wie Radfahren, Treppensteigen und Kniebeugen. Es kommt vor allem darauf an, für regelmäßige Bewegung zu sorgen. Dies kurbelt den Lymphfluß und die Fettverbrennung an.

Auch tägliche **Wechselduschen** und **Trockenmassagen** mit einer Bürste oder einem Luffa-Handschuh helfen beim Kampf gegen die Cellulite. Immer von den Füßen nach herzwärts massieren und zwar in langen Aufwärtsstrichen über Unterschenkel, Kniekehlen, Oberschenkel und Gesäß. Das regt die Durchblutung an und rubbelt gleichzeitig abgestorbene Hornschüppchen weg. Erfolgversprechend ist ein **Massageroller**, der mit Hunderten von Nadeln besetzt ist und täglich 20 Minuten lang über die betroffenen Hautpartien gerollt wird.

Ernährt Ihre Kundin sich vernünftig? Wer an Cellulite leidet, neigt häufig auch zum **Übergewicht**. Trifft das für Ihre Kundin zu, wird es sich auf ihre Cellulite sehr günstig auswirken, wenn sie ein paar Kilo abnimmt. Raten Sie ihr zu einer vernünftigen, **ausgewogenen Reduktionsdiät** (z. B. Brigitte-Diät). Generell sollten sich Frauen mit Cellulite-Problemen vollwertig ernähren (s. S. 30 f.) und mit Fett, Zucker und Salz sparsam umgehen. Genügend Trinken nicht vergessen!

Mit welchem Ergebnis darf Ihre Kundin rechnen?

Je nach Ausprägung und Stadium der Cellulite werden Sie mit einer Kurbehandlung **gute bis sehr gute Ergebnisse** erzielen. Entscheidend ist, daß der gute Zustand beibehalten wird. Ihre Kundin muß also weiter aktiv mitarbeiten. Günstig wäre eine Fortführung der manuellen Lymphdrainage-Behandlungen in wöchentlichen oder 14tägigen Intervallen.

Narben

Ganz gleich, ob eine Narbe durch eine Verletzung, Operation oder Verbrennung verursacht wurde: normales Gewebe geht zugrunde und wird durch **minderwertiges** Narbengewebe ersetzt. Narben bestehen aus festem, gefäßarmem Bindegewebe, dem elastische Fasern fehlen. Deshalb ist Narbengewebe weniger belastbar als gesundes Gewebe. Die Epidermis ist dünn, und Haare, Schweiß- und Talgdrüsen kommen im Narbengewebe nicht vor. Oft liegt die Narbe über dem normalen Hautniveau (**hypertrophe Narben, Keloide**, s. S. 22). Es gibt auch Narben – z. B. Aknenarben –, die im Vergleich zur umgebenden Haut regelrecht eingesunken sind. Man spricht von atrophischen Narben.
Durch jede Narbe werden Lymphgefäße unterbrochen und damit der Lymphabfluß behindert. Es kommt also zu Rückstau und Ödemen. Die übriggebliebenen Lymphgefäße können allerdings die Funktion der geschädigten und verschlossenen Lymphgefäße zumindest teilweise übernehmen. Mit der manuellen Lymphdrainage können Sie den Lymphfluß anregen und eventuell vorhandene Stauungen abdrainieren. Zusätzlich erreichen Sie noch eine weitere günstige Wirkung: Lymphgefäße sind regenerationsfähig, sie können sich also neu bilden.

Es ist nachgewiesen, daß mit Hilfe der manuellen Lymphdrainage die Regeneration der Lymphgefäße gefördert werden kann, vor allem dann, wenn diese Methode möglichst bald nach einer Verletzung oder Operation eingesetzt wird.

Die günstige Wirkung der manuellen Lymphdrainage macht man sich auch in der **Schönheitschirurgie** zunutze (s. S. 88).
Auch bei **Schwangerschaftsstreifen** (Striae distensae) können Sie mit Aussicht auf Erfolg die manuelle Lymphdrainage einsetzen. Vor allen Dingen werden die häufig stark geröteten Striae nach einigen Behandlungen blasser.

So bereiten Sie Ihre Klientin vor

Vor der Durchführung der manuellen Lymphdrainage sollte das Narbengewebe durch Auflegen gut **warmer Kompressen** und durch eine **Zupfmassage** durchblutet werden.

Durchführung der manuellen Lymphdrainage

Je nach Sitz der Narbe führen Sie eine entsprechende Teilbehandlung durch. In der Regel werden Sie **von der Narbe weg** in Lymphabflußrichtung arbeiten. Je nach Ausmaß und Alter der Narbe können Sie auch **das Narbengewebe selbst** mit stehenden Kreisen als »Daumenkreisen«, einhändig und/oder beidhändig, im Wechsel oder parallel mit stehenden Kreisen mit flach aufliegenden gestreckten Fingern und mit sehr zarten, kleinen Drehgriffen bearbeiten. Wenn Sie in Längsrichtung der Narbe arbeiten, erreichen Sie eine Erweichung des Narbengewebes. Durch Massage in Querrichtung lassen sich Verklebungen mit dem umgebenden Gewebe lösen.

Wie lange und wie oft behandeln?

Das hängt vom Ausmaß, von der Härte und auch vom Alter der Narbe ab. Bei relativ jungen Narben werden Sie schneller einen Behandlungserfolg sehen.
Ideal ist es, wenn Sie **täglich** behandeln können. Sie werden etwa 30 bis 45 Minuten für die Sitzung benötigen, bei großflächigen Verbren-

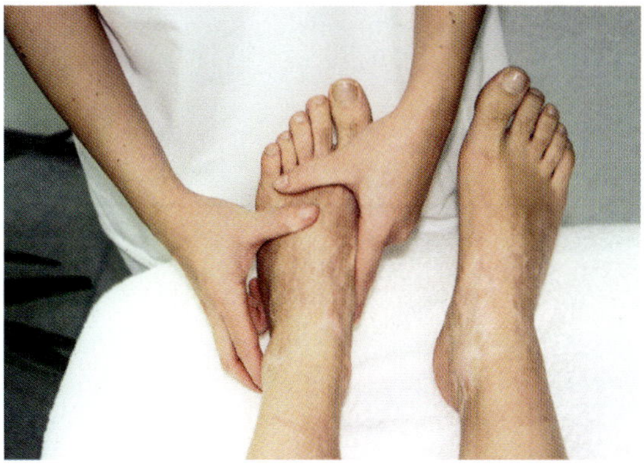

nungsnarben aber deutlich länger. Die Behandlung kann sich über **Monate** erstrecken.

Optimale Hautpflege

Narbengewebe erreicht in der Regel nach ca. vier Wochen seine endgültige Zugbelastbarkeit, ohne daß jedoch die Narbenbildung abgeschlossen ist. Dies ist für die Belastbarkeit der Narbe z.B. durch sportliche Aktivitäten wichtig.

Auch extreme thermische Reize, wie z.B. Saunabesuche sowie scheuernde und einengende Kleidung sind ungünstig.

Zeigen Sie Ihrer Kunden, wie sie zu Hause zweimal täglich eine **Zupfmassage** selbst durchführen kann. Danach wird am besten mit leicht kreisenden Bewegungen eine **feuchtigkeitsspendende Creme** aufgetragen. Als Wirkstoffe bei Narben eignen sich Aloe vera und Ringelblume sehr gut.

Machen Sie Ihre Kundin darauf aufmerksam, daß frische Narben bis zu sechs Monaten vor natürlichem und künstlichem UV-Licht geschützt werden müssen, da sonst mit bleibenden Verfärbungen des Narbengewebes gerechnet werden muß.

Was der Arzt tun kann

Stark störende Narben kann der Arzt durch entsprechend wirksame **Schälkuren** oder durch **Abschleifen** (Dermabrasion) oder mit dem **Laser** behandeln. Manchmal hilft allerdings nur eine **chirurgische Narbenkorrektur**. Eingesunkene Narben können mit Kollagen, Hyaluronsäure oder Eigenfett aufgefüllt werden.

Keloide sind sehr schwierig zu behandeln. Man versucht, mit Druckverbänden, Kortisonspritzen, Vereisung, Silikongel und bestimmten Pflanzenextrakten die auffälligen Narbenwucherungen in den Griff zu bekommen.

Begleitmaßnahmen

Gerade bei der Behandlung von Narben kann die Kosmetikerin noch andere Behandlungsmethoden erfolgreich einsetzen wie z.B. die **Kräuterschälkur**, **Fruchtsäure-Peelings** oder die **Mikrodermabrasion**.

Mit der Kräuterschälkur können auch Schwangerschaftstreifen positiv beeinflußt werden.

Mit welchem Ergebnis darf Ihre Kundin rechnen?

Ist die Narbe noch recht frisch, wird Ihre Klientin unter der manuellen Lymphdrainage bald ein Nachlassen des Spannungsgefühls bemerken, da Stauungen ja wegdrainiert werden. Der Juckreiz läßt nach.

Die Narbe gleicht sich in Farbe und Konsistenz an die umgebende Haut an. Älteres Narbengewebe wird unter der manuellen Lymphdrainage elastischer.

Mit einer perfekten Camouflage, deren Technik die Kundin bei Ihnen erlernen kann, werden auch auffälligere Narben nahezu unsichtbar abgedeckt.

Weitere Einsatzgebiete für die manuelle Lymphdrainage

Ärzte, die **Schönheitsoperationen** durchführen, arbeiten gerne mit Kosmetikerinnen zusammen, die die manuelle Lymphdrainage beherrschen. Denn sie wissen, daß die Operationswunde schneller und besser heilt, wenn die Patientin schon einige Tage vor dem Eingriff mit manueller Lymphdrainage behandelt wurde: eine optimal versorgte Haut ohne Stauungen und Schlackenstoffe wird mit der Operation einfach besser fertig. Geeignet ist die manuelle Lymphdrainage nicht nur im Gesicht (Face-lifting, Lid-, Nasen-, Mundkorrekturen), sondern auch bei Bauchdeckenkorrekturen und Brustplastiken.

Direkt **nach der Operation** können Sie in der weiteren Umgebung des Operationsgebiets arbeiten. Indem Sie die Abflußwege frei machen, sorgen Sie dafür, daß Blutergüsse und Ödeme im Wundbereich schneller verschwinden. Die bei der Operation zugrunde gegangenen Gewebsbestandteile werden rascher entsorgt, die Nährstoff- und Sauerstoffversorgung der Zellen verbessert und dadurch der Heilungsprozeß unterstützt. Das Spannungsgefühl im Operationsgebiet und damit die Schmerzen lassen nach. Wenn der Arzt die Fäden entfernt hat, dürfen Sie auch die Narbe mitbehandeln. Gerade wenn Sie in der Nähe frischer Narben arbeiten, müssen Sie die Griffe der manuelle Lymphdrainage schonender ausführen, d.h.

- möglichst großflächig und langsam, damit keine Scherwirkung entsteht,
- die Druckstärke zurücknehmen und die Einzeldruckphasen noch besser dosieren.

Mit der manuellen Lymphdrainage erreicht man in kurzer Zeit meist eine gute bis sehr gute Wundheilung, das Operationsergebnis wird verbessert.

Manche Kosmetikerinnen, die mit Hautärzten zusammenarbeiten, wenden die manuelle Lymphdrainage mit Erfolg bei der **Neurodermitis** an. Diese heute vor allem bei Kindern sehr verbreitete Hautkrankheit verläuft in Schüben und geht mit stark juckenden Ekzemen einher. Oft hilft in der akuten Phase nur ein Kortisonpräparat. Hautärzte setzen dieses Medikament aber möglichst sparsam ein, weil es bei Dauerbehandlung zu schweren Nebenwirkungen kommen kann. Auf der Suche nach nebenwirkungsfreien Behandlungsmethoden entdeckte man die manuelle Lymphdrainage für die Neurodermitisbehandlung. Geduld muß man bei dieser Methode allerdings schon aufbringen: anfangs sollte man täglich behandeln, später etwa ein- bis zweimal wöchentlich.
Als ersten Behandlungserfolg kann man ein Verschwinden des quälenden Juckreizes feststellen. Bei entsprechend langer Therapie wird man eine deutliche Besserung des Krankheitsbildes feststellen können. Experten führen das auf die immunologische und auf die entspannende Wirkung der Lymphdrainage zurück.
Die entspannende Wirkung der manuellen Lymphdrainage wissen auch alle Menschen zu schätzen, die unter **Streß** stehen oder an **Schlafstörungen** leiden. In Streßsituationen gerät unser vegetatives Nervensystem durcheinander, weil das Gleichgewicht zwischen Sympathikus und Parasympathikus gestört ist. Die manuelle Lymphdrainage trägt dazu bei, die Balance wiederzufinden, mehr Gelassenheit und gesunden Schlaf wiederzugewinnen. Bei gestreßten, nervösen Kundinnen empfehlen sich **Ganzkörperbehandlungen**, und zwar als Serie von zehn bis zwölf Lymphdrainage-Sitzungen.

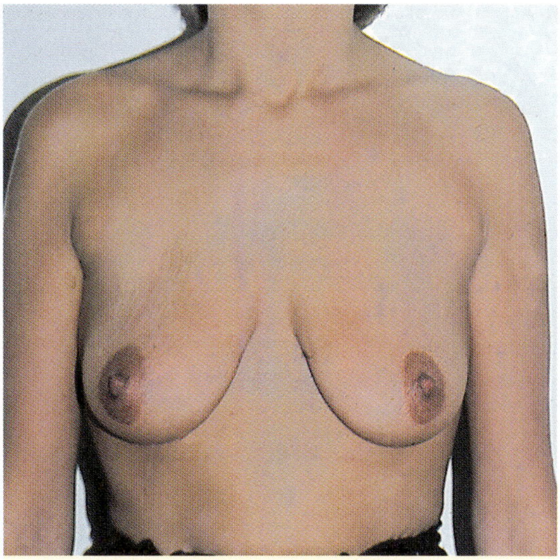

Patientin vor und nach Brust-Operation.

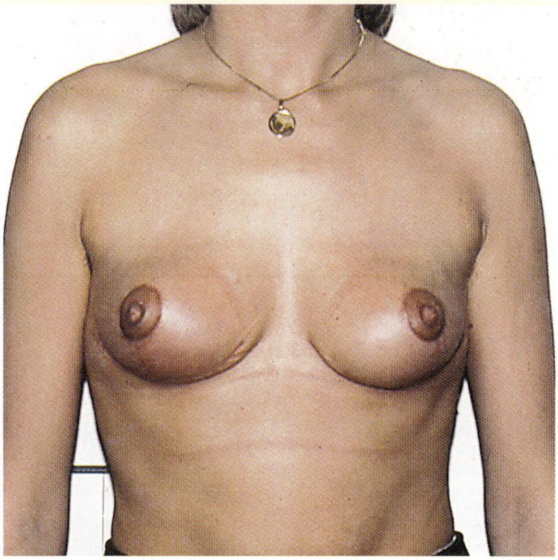

Test Fragen

49. Welche Faktoren bedingen eine Akne?
50. Welche Hautveränderungen treten bei der Akne auf, und was können Sie mit der manuellen Lymphdrainage bei dieser Hautkrankheit erreichen?
51. Welche Maßnahmen sind bei der Akne – außer der manuellen Lymphdrainage – sinnvoll?
52. In welchem Lebensalter tritt die Akne, wann tritt die Rosacea typischerweise auf?
53. Welche Hauterscheinungen sind für die Rosacea charakteristisch?
54. Was können Sie mit der manuellen Lymphdrainage bei der Rosacea erreichen?
55. Wie sollte eine Rosacea-Haut gepflegt werden?
56. Welche Begleitmaßnahmen sind bei der Rosacea sinnvoll?
57. Welche Faktoren können wahrscheinlich eine periorale Dermatitis hervorrufen?
58. Wie sieht eine typische periorale Dermatitis aus?
59. Warum wirkt sich die manuelle Lymphdrainage günstig auf eine periorale Dermatitis aus?

Auflösung der Testfragen auf S. 91 ff.

60. Wie sollte die Hautpflege einer Kundin mit perioraler Dermatitis aussehen?
61. Welche Hautpartien altern besonders schnell und warum?
62. Wie verändert sich die Haut im Alter?
63. Was können Sie bei Alterserscheinungen der Haut mit manueller Lymphdrainage erreichen?
64. Was kann Ihre Kundin mit vorgealterter/atrophischer Haut selbst tun?
65. Welche Veränderungen werden bei Cellulite beobachtet?
66. An welchen Körperstellen tritt die Cellulite auf?
67. Was gehört alles zur Kombinationsbehandlung der Cellulite? Was kann Ihre Klientin selbst tun?
68. Woraus besteht Narbengewebe?
69. Warum ist manuelle Lymphdrainage bei Narben günstig?
70. Was erreichen Sie mit der manuellen Lymphdrainage bei Narben?
71. Eine Face-lifting-Operation ist geplant. Würden Sie die Klientin vor oder nach dem Eingriff mit manueller Lymphdrainage behandeln?

Überprüfen Sie Ihr Wissen selbst und checken Sie die richtigen Antworten. Fachbegriffe können Sie gleichfalls nachschlagen.

Auflösung der Testfragen

Test Antworten

1. Thymus, Lymphknoten, Milz, Mandeln, Darm.

2. Das **unspezifische Abwehrsystem** besteht aus Freßzellen, die alles in sich aufnehmen, was nicht in den Körper gehört. Natürliche Killerzellen wehren Viren unspezifisch ab. Interferon hemmt die Virussynthese, und Interleukine dienen ebenfalls der unspezifischen Abwehr.
   Spezifisches Abwehrsystem: T- und B-Lymphozyten »lauern« im Blut auf Fremdstoffe (Antigene) und bilden Antikörper, die jeweils gegen ein spezifisches Antigen (z. B. gegen das Rötelnvirus) gerichtet sind und dieses unschädlich machen. Der Körper »merkt« sich, wie das Antigen beschaffen war und bildet sofort massiv Antikörper, wenn das Antigen später wieder mit dem Körper in Kontakt kommt. Beim Erstkontakt erkrankt man (z.B. an Röteln), bei weiteren Kontakten erkrankt man nicht mehr, weil der Körper gegen den Erreger immun geworden ist.

3. Aus Zellen (z. B. Fibroblasten, Fibrozyten), Fasern (Kollagen-, Retikulin- und elastischen Fasern) und Grundsubstanz. Eingelagert sind Blut- und Lymphkapillaren und feine Nervenäste.

4. Durch das Bindegewebe hindurch gelangen Nährstoffe und Sauerstoff aus den Blutkapillaren zur Zelle. Umgekehrt müssen Stoffwechselendprodukte zurück ins Blut transportiert werden, damit sie entsorgt werden können. Der Stoffaustausch wird empfindlich gestört, wenn z. B. ein Ödem die Transitstrecke verlängert.

5. Mit der manuellen Lymphdrainage kann man überschüssige Gewebsflüssigkeit und gelöste Schlackenstoffe entfernen und so den Stoffwechsel verbessern.

6. Der Blutdruck in der Kapillare und der (geringe) onkotische Sog der Eiweiße im Interstitium bewirken, daß Stoffe aus der Kapillare in den Zwischenzellraum austreten.

7. Der (starke) onkotische Sog der Bluteiweißkörper und der Druck im Gewebe sorgen dafür, daß Stoffe aus dem Interstitium in die Blutkapillare zurückgelangen.

8. Linke Herzkammer – Aorta – Arterien – Arteriolen – Kapillaren – Venolen – Venen – rechter Vorhof – rechte Herzkammer – Lungengefäße – linker Vorhof.

9. **Arterien** sind Schlagadern, die sauerstoff- und nährstoffreiches Blut transportieren. In den Arterien herrscht ein hoher Blutdruck. Die Wand der Arterien besteht aus drei Schichten und enthält reichlich Muskelanteile, die für eine Eng- oder Weitstellung des Gefäßes sorgen und damit den Blutdruck wesentlich regulieren.
   Kapillaren sind feine Haargefäße, die die Zellen mit Sauerstoff und Nährstoffen versorgen. Das Blut in den Kapillaren fließt sehr langsam, und der Blutdruck ist niedrig. Die dünnen Gefäßwände enthalten Poren, durch die Stoffe filtriert werden können.
   Venen transportieren sauerstoffarmes und schlackenreiches Blut aus dem Körper zurück zum Herzen. Ihre Wand ist dünn und dehnbar, weshalb Venen auch als Blutspeicher dienen. Venenklappen verhindern, daß

Blut z. B. in die Beine zurückfließt. Der Blutdruck in den Venen ist viel niedriger als in den Arterien.

10. **Erythrozyten (rote Blutkörperchen):** Hauptaufgabe ist der Transport von Sauerstoff und Kohlendioxid zwischen Lunge und Gewebe.
    Leukozyten (weiße Blutkörperchen) dienen in erster Linie der Abwehr von Krankheitserregern und der Phagozytose von Keimen und anderen Schadstoffen.
    Thrombozyten (Blutplättchen) erfüllen eine wichtige Funktion bei der Blutgerinnung.

11. Der Blutkreislauf ist ein geschlossenes Röhrensystem, das Lymphsystem ist dagegen ein offener Gefäßbaum, dessen kleinste Ästchen blind im Gewebe beginnen.

12. Hauptaufgabe des Lymphsystems ist es, Flüssigkeit und gelöste Stoffe aus dem Interstitium aufzunehmen und in den Blutkreislauf zurückzuführen.

13. Die Wand von Lymphkapillaren besteht aus Endothelzellen, die nicht fest miteinander verbunden sind. Sie besitzen freie Ränder, die sich nach innen und außen bewegen können. Mit undehnbaren Fasern sind die Endothelzellen im umliegenden Bindegewebe verankert. Bei steigendem Gewebsdruck ziehen die Fasern die Endothelzellen auseinander, so daß Flüssigkeit aus dem Bindegewebe in die Lymphkapillaren einströmen kann.

14. Lymphkapillaren sind klappenlos, Lymphsammelgefäße (Kollektoren) besitzen dagegen Klappen, so daß die Lymphe nur in Richtung Körpermitte transportiert werden kann. Der Kollektorabschnitt zwischen zwei Klappen wird als Lymphangion bezeichnet.

15. Das Lymphangion kann sich zusammenziehen, weil seine Wand Muskelfasern enthält. Kontrahieren sich die Muskelfasern, wird Druck auf die Lymphflüssigkeit im Gefäßinneren ausgeübt. Da der Rückfluß durch die Gefäßklappen verhindert wird, gelangt die Lymphe ins nächste Lymphangion – also nach zentral in Richtung Venenwinkel.

16. Lymphknoten filtern und kontrollieren die Lymphflüssigkeit. Lymphe wird in den Lymphknoten eingedickt. Abwehrzellen in den Lymphknoten erkennen und beseitigen Krankheitserreger, Schadstoffe usw.

17. Lymphe besteht aus Plasmaeiweißen, Fremdstoffen, langkettigen Fettsäuren, bestimmten Zellen, Zelltrümmern und Flüssigkeit. Da Lymphe Fibrinogen enthält, kann sie genau wie Blut gerinnen.

18. Lymphterritorien mit einer bestimmten Abflußrichtung sind durch Wasserscheiden voneinander getrennt – das sind Gewebsbereiche, die nicht so viele Lymphgefäße enthalten.

19. Lymphknoten an Kopf und Hals:
    - Okzipitale Lymphknoten (am Hinterkopf).
    - Retroaurikuläre Lymphknoten (hinter dem Ohr).
    - Präaurikuläre Lymphknoten (im Bereich der Ohrspeicheldrüse).
    - Submentale Lymphknoten (unterhalb des vorderen Kinnbereichs).
    - Submandibuläre Lymphknoten (am Unterkieferrand).
    - Jeweils 3 Sammellymphknoten-Ketten rechts und links am Hals.

20. Lymphe aus der Hand und dem Unterarm fließt in die kubitalen Lymphknoten in der Ellenbeuge und von dort weiter zu den Achsellymphknoten. Einige Lymphgefäße umgehen auch die kubitalen Lymphknoten und gelangen direkt in die Achsellymphknoten.

    Lymphe aus der Haut am seitlichen Oberarm und dem Schultergürtel fließt zu den supraklavikulären Lymphknoten über dem Schlüsselbein. Die subklavikulären Lymphknoten nehmen aber auch Lymphgefäße aus der gesamten Kopf- und Halsregion auf.

21. Lymphe aus dem Fußrücken, aus dem Schienbeinbereich, aus Knie- und Oberschenkelvorderseite fließt direkt in die Leistenlymphknoten. Lymphflüssigkeit aus Fußsohle, Wade und Kniekehle gelangt in die Lymphknoten der Kniekehle und von dort weiter zu den Leistenlymphknoten. Lymphe, die aus der Beinmuskulatur stammt, umgeht die Leistenlymphknoten und fließt direkt ins Becken.

22. Ein Ödem ist eine sicht- und tastbare Schwellung, die auf einer vermehrten Flüssigkeitsansammlung im Interstitium beruht.

23. Beim lymphostatischen Ödem liegt eine Störung im Lymphgefäßsystem vor, so daß die anfallende Lymphe nicht vollständig abtransportiert werden kann (z. B. zu spärlich angelegte Lymphgefäße, Überdehnung der Lymphklappen und Rückfluß der Lymphe etc.).
Beim lymphodynamischen Ödem ist das Lymphsystem normal funktionsfähig, aber es fällt soviel interstitielle Flüssigkeit an, daß das Lymphsystem mit dem Abtransport überfordert ist.

24. Typische Entzündungszeichen sind Rötung, Schwellung, Überwärmung, Schmerz und gestörte Funktion.

25. Bakterien, Viren, Pilzinfektionen, Verletzung, Verbrennung, mechanischer Druck, Allergene u. a. können eine Entzündung hervorrufen.

26. Baufett dient der Polsterung mechanisch stark strapazierter Stellen, z. B. an den Fußsohlen. Baufett nimmt auch dann kaum zu, wenn man zuviel ißt.
Depotfett sitzt vor allem im Unterhautfettgewebe. Bei übermäßiger Kalorienzufuhr nimmt es zu. Depotfett dient als Kälteschutz, als Polster, Wasserspeicher und Energiereserve.

27. Narbengewebe ist im Vergleich zu normaler Haut minderwertiges und weniger beanspruchbares Gewebe. Hautanhangsgebilde wie Haare, Talg- und Schweißdrüsen fehlen im Narbengewebe. Da durch Narben auch Lymphgefäße durchtrennt werden, können sie den Lymphabfluß behindern und zu Rückstau und Ödemen führen.

28. Manche Menschen neigen zur überschießenden Narbenbildung, es kann zu ausgeprägten Bindegewebswucherungen kommen, so daß das Narbengewebe deutlich über das umgebende Hautniveau hinausragt und eventuell auch stark gerötet ist. Man bezeichnet diese Wucherungen als Keloide. Keloide sind oft schwer zu behandeln.

29. Entstauung, Entschlackung, Beruhigung, Entspannung, Stärkung des Immunsystems.

30. In der **manuellen Lymphdrainage** werden wenige Grundgriffe mit wenig Druck, rhythmisch und in festgelegter Reihenfolge durchgeführt. Ziel ist es, das Gewebe sanft zu drainieren und so zu einer Verbesserung des Stoffwechsels beizutragen. Nach der korrekt durchgeführten manuellen Lymphdrainage kommt es zu keiner Hautrötung.
Bei der **klassischen Massage** gibt es viel mehr Variationsmöglichkeiten hinsichtlich der Griffe und der Griffreihenfolge. Die klassische Massage soll die Muskulatur lockern und die Hautdurchblutung verbessern. Deswegen kann man nach einer klassischen Massage auch eine Hautrötung beobachten. Die klassische Massage drainiert das Gewebe jedoch nicht.

31. Bei bösartigen Tumoren und bei akuten bakteriellen oder viralen Entzündungen darf keine manuelle Lymphdrainage durchgeführt werden, da bösartige Zellen bzw. Krankheitserreger durch die Behandlung in andere Körperteile verschleppt werden könnten.
Auch bei Venenthrombose ist die manuelle Lymphdrainage verboten, weil man Teile des Blutgerinnsels in der Vene ablösen und so eine Embolie heraufbeschwören könnte. Ebenso darf bei Herzinsuffizienz keine ma-

nuelle Lymphdrainage durchgeführt werden, weil das kranke Herz mit der durch die Behandlung zusätzlich anfallenden Flüssigkeit nicht fertigwerden würde.
Auch bei Muttermalen und bei Schilddrüsenfunktionsstörungen ist Vorsicht geboten.

32. Beim Bronchialasthma überwiegen die Einflüsse des Parasympathikus. Da die manuelle Lymphdrainage das vegetative Nervensystem direkt beeinflußt, könnte durch die Behandlung ein Anfall provoziert werden.
Soll dennoch – nach Rücksprache mit dem Arzt – eine manuelle Lymphdrainage durchgeführt werden, dann nur, wenn die Kundin keine Atemnot hat. Sicherheitshalber behandelt man nur kurz und verzichtet auf Griffe am Brustbein.

33. Nävi sollten nicht mechanisch gereizt werden. Deshalb keine Lymphdrainagegriffe direkt auf Muttermalen durchführen.

34. Der Raum sollte ruhig, ausreichend warm und nicht zu grell beleuchtet sein. An Ausstattung benötigen Sie eine bequeme Behandlungsliege und einen Behandlungshocker.

35. Erkundigen Sie sich nach Vorerkrankungen und klären Sie insbesondere ab, ob eine Krankheit vorliegt, bei der eine manuelle Lymphdrainage nur mit Einschränkung oder gar nicht in Frage kommt (bösartiger Tumor, Venenthrombose, Herzinsuffizienz, akute Infektion, Asthma bronchiale, Schilddrüsenprobleme etc.).
Fragen Sie auch nach Stauungszeichen (schwere Beine, Stauungen in der Augengegend).
Erklären Sie, was Sie mit der manuellen Lymphdrainage bewirken können und informieren Sie die Kundin, wie sie selbst zum Behandlungserfolg beitragen kann.

36. In der Regel benötigt man für die manuelle Lymphdrainage kein Gleitmittel und kein Massageöl.
Ausnahme: ist die Haut extrem trocken, spröde oder stark behaart, kann ein wenig Öl helfen. Bei Narben oder vorgealterter Haut kann man vor der manuellen Lymphdrainage entsprechende Wirkstoffe auf die Haut auftragen. Und wenn Sie oder die Kundin stark schwitzen, ist ein wenig Puder zu empfehlen.

37. Eine Nachruhe von mindestens 10 bis 15 Minuten sollten Sie einhalten (manche Behandler empfehlen sogar eine 30minütige Nachruhe). Die manuelle Lymphdrainage regt den Lymphfluß nämlich stark an, und dieser Effekt dauert auch noch einige Zeit nach der Behandlung an. Außerdem hilft die Nachruhezeit Ihrer Kundin, aus der tiefen Entspannung zurück in die Aktivität zu finden.

38. Atemübungen bewirken eine tiefe und regelmäßige Atmung, was mit intensiven Zwerchfellbewegungen einhergeht. Insbesondere die Zwerchfellbewegungen verbessern den Rückfluß der Lymphe und unterstützen so den Erfolg der manuellen Lymphdrainage.

39. Sparsam salzen und stattdessen lieber reichlich frische Kräuter und Gewürze verwenden. Auf stark salzhaltige Lebensmittel (Salzgebäck, bestimmte Schinken- und Käsesorten) besser verzichten. Kräutertees wie Birkenblätter- oder Brennesseltee wirken entwässernd. Ein gelegentlicher Obst- oder Reistag schwemmt zusätzlich aus.

40. Ausdauer-Sportarten, die den ganzen Körper trainieren, sind im allgemeinen besser geeignet als einseitige Sportarten mit extremen Belastungsspitzen. Für nicht mehr ganz junge Frauen kommt z. B. Schwimmen, Radfahren, Tanzen, Gymnastik und Wandern in Frage. In Zweifelsfällen sollte Ihre Kundin den Arzt um Rat fragen.

41. Tees aus Birkenblättern oder Brennesselkraut.

42. Viele Entstauungsgeräte bestehen aus Luftkammern, die um Arme oder Beine gelegt und nacheinander mit Luft vollgepumpt werden. So entstehen in den Kammern unterschiedliche Kompressionsdrücke, die die Lymphe in Richtung Rumpf weiterschieben.

43. Mit der manuellen Lymphdrainage können Sie an Kopf, Gesicht, Dekolleté und am ganzen Körper arbeiten, mit Entstauungsgeräten nur an Armen, Beinen oder Bauch. Die manuelle Lymphdrainage kann den anatomischen Gegebenheiten und der Gewebsbeschaffenheit angepaßt werden, was mit einem Gerät nicht möglich ist. Dementsprechend erzielen Sie mit der manuellen Lymphdrainage größere Erfolge als mit dem besten Gerät. Dazu kommt die Tatsache, daß die meisten Kundinnen lieber mit der Hand (Hautkontakt) als mit einem noch so ausgeklügelten Apparat behandelt werden möchten.

44. Maximal 40 Torr.

45. Mindestens 1 Sekunde.

46. In der Regel werden Lymphdrainagegriffe fünf- bis siebenmal an einer Stelle wiederholt.

47. Immer in Lymphabflußrichtung.

48. Bei der manuellen Lymphdrainage muß man grundsätzlich zuerst die Abflußbahnen freimachen. Für die Gesichtsbehandlung bedeutet das, daß man zuerst am Terminus und an verschiedenen Stationen des Halses arbeitet, damit die Lymphe, die später im Gesicht mobilisiert wird, auch abfließen kann.

49. Für die Entstehung einer Akne spielen folgende Faktoren eine Rolle: übermäßige Talgproduktion, Verhornungsstörung am Talgdrüsenausführungsgang, Einfluß männlicher Geschlechtshormone, Bakterien im Talgdrüsenausführungsgang (Propionibacterium acnes), die dazu führen, daß aus dem Talg stark reizende Fettsäuren abgespalten werden.

50. Typische Hautveränderungen bei Akne sind geschlossene und offene Komedonen (Mitesser), Papeln, Pusteln, Zysten, Knoten und in schweren Fällen sogar fuchsbauartige Gänge und Abszesse.
Durch die manuelle Lymphdrainage werden Bakterien, Zelltrümmer, Schlackenstoffe und Entzündungsprodukte schneller abtransportiert, und das Hautbild bessert sich.

51. Bei einer so schweren Hauterkrankung wie der Akne ist in der Regel eine Kombinationsbehandlung nötig. Als Kosmetikerin dürfen Sie nur eine Komedonenakne selbständig behandeln, bei allen schwereren Formen ist die Zusammenarbeit mit einem Dermatologen notwendig. Neben der manuellen Lymphdrainage dürfen Sie als Kosmetikerin eine Kräuterschälkur oder ein Fruchtsäure-Peeling einsetzen. Raten Sie Ihrer Akne-Kundin zu einer ballaststoffreichen Vollwerternährung und zu reichlichem Trinken. Maßvolle Sonnenbäder können die Akne-Behandlung ebenfalls unterstützen. Wichtig ist, die Akne-Kundin zu motivieren, damit sie die meist langwierige Behandlung auch durchhält.
Der Hautarzt setzt zur Akne-Therapie u.a. verschiedene Medikamente wie Benzoylperoxid, Antibiotika, Hormonpräparate und in schweren Fällen auch Isotretinoin ein.

52. Die **Akne** beginnt in der Regel in der Pubertät mit dem ersten Hormonschub. Jungen sind meist schwerer betroffen als Mädchen. Mit Mitte 20 sollte die Akne eigentlich überstanden sein. Heute sind aber auch zunehmend Frauen von der sogenannten Spätakne betroffen - manchmal sogar noch in den Wechseljahren.
Die **Rosacea** beginnt dagegen typischerweise im mittleren Lebensalter und befällt Frauen häufiger als Männer.

53. (Vorübergehende) Gesichtsrötungen, Teleangiektasien, Papeln und Pusteln. Typisch ist auch eine großporige, verdickte und gestaute Haut, und bei Männern kann es aufgrund von Talgdrüsenvergrößerungen zu einer unschönen »Knollennase« (Rhinophym) kommen.

54. Mit der manuellen Lymphdrainage kann man den Stauungen in der Haut entgegenwirken. Rötungen werden schwächer, und Entzündungen heilen schneller ab.

55. Keinerlei hautreizende und durchblutungssteigernde Maßnahmen! **Also:** keine heißen Kompressen, keine Peelings, keine durchblutungssteigernden Masken, keine alkoholhaltige Gesichtslotion.
Statt dessen milde Hautreinigungsmittel und sanfte Ö/W-Emulsionen.

56. Konsequenter Sonnenschutz, schon ab dem Frühjahr. Auf heiße Bäder und Saunabesuche lieber verzichten, da sie die Hautrötungen verschlimmern können.
Kaffee, Tee, Alkohol, scharfe Gewürze und andere Dinge vermeiden, die das Blut in den Kopf treiben können.
Günstig ist eine ballaststoffreiche Vollwerternährung und reichliches Trinken, um einer Verstopfung vorzubeugen.

57. Die Ursache ist letztlich nicht genau geklärt. Man vermutet, daß folgende Faktoren eine periorale Dermatitis begünstigen: Anwendung von Kortisonpräparaten im Gesicht, übertriebene Hautpflege (Feuchtigkeitscremes!), Unverträglichkeit bestimmter Kosmetika, mechanische Hautreizung, Sonnenlicht, Antibabypille, Hefepilz-Infektionen, Magen-Darm-Störungen.

58. Gerötete, schuppende Haut mit Papeln und kleinen Papulopusteln um den Mund, am Kinn und an den Nasolabialfalten, wobei ein schmaler Hautstreifen rund um die Lippen frei bleibt.

59. Bei der perioralen Dermatitis liegt ein Ödem in der oberen Lederhaut vor, das mit der manuellen Lymphdrainage beseitigt werden kann. Auch die psychisch ausgleichende und beruhigende Wirkung der manuellen Lymphdrainage kommt der Kundin mit perioraler Dermatitis zugute.

60. Weniger ist mehr – das gilt ganz besonders für die Haut bei perioraler Dermatitis. Hautreinigung am besten mit lauwarmem Wasser, erlaubt ist höchstens ein sehr mildes Reinigungsmittel. Austrocknende Cremes mit einer abdeckenden Komponente dürfen sparsam verwendet werden.

61. Alle Hautpartien, die regelmäßig (und ohne Sonnenschutz) der Sonne ausgesetzt wurden, altern besonders schnell: Gesicht, Hals, Dekolleté, Hände und Unterarme. Man spricht von »Lichtalterung«, weil bestimmte Komponenten des Sonnenlichts dazu führen, daß sich die elastischen Fasern verändern, die Haut dünner und faltig wird, Teleangiektasien und Altersflecken entstehen etc.

62. Die Haut wird dünn und trocken und weist Falten und Runzeln auf. Tonus und Turgor nehmen ab. (Erweiterte) Kapillaren scheinen durch die Hautoberfläche durch, und es bilden sich Altersflecken, senile Angiome und seborrhoische Warzen. Die Haut nimmt eine gelblich-bräunliche, fleckige Färbung an.

63. Manuelle Lymphdrainage führt zu besseren Durchströmungsverhältnissen in der Haut und unterstützt damit die Hautfunktionen. Die Haut sieht frischer und rosiger aus, und Augenschatten und Augensäckchen bessern sich deutlich.

64. Ältere Damen mit schlaffer, feuchtigkeitsarmer Haut trinken oft viel zuwenig. Raten Sie also zu reichlicher Flüssigkeitszufuhr und zu einer ballaststoffreichen Vollwerternährung, die einer Verstopfung vorbeugt.
Konsequenter Lichtschutz verhindert, daß die Altersveränderungen weiterhin rasch zunehmen. Vorgealterte und atrophische Haut braucht reichlich Feuchthaltefaktoren

und Wirkstoffe, die den Zellstoffwechsel anregen. Beraten Sie Ihre Kundin also entsprechend.

65. Typisch für die Cellulite ist die Orangenhaut: kneifen Sie eine Hautfalte am Oberschenkel Ihrer Kundin zusammen, und Sie werden typische Einziehungen und Felderungen feststellen. Diese »Dellen und Wellen« kommen dadurch zustande, daß stark vergrößerte Fettzellen die Haut vorwölben. Das ist nur möglich, weil die Bindegewebsfasern im weiblichen Bindegewebe senkrecht zur Hautoberfläche und in parallelen Gruppen angeordnet sind.

66. Typischerweise sind Oberschenkel und Gesäß von Cellulite befallen, manchmal auch die Haut an Bauch und Oberarmen.

67. Das können Sie zur Cellulite-Bekämpfung tun: manuelle Lymphdrainage, Kräuterschälkur, Anwendung entschlackender und straffender Pflanzenextrakte oder durchblutungsfördernder Substanzen.
Ihre Kundin kann wesentlich zum Behandlungserfolg beitragen, wenn sie Übergewicht reduziert, Sport treibt und regelmäßig Wechselduschen und Trockenmassagen durchführt.

68. Narben bestehen aus festem, gefäßarmem Bindegewebe, dem elastische Fasern fehlen. Hautanhangsgebilde wie Haare, Schweiß- und Talgdrüsen kommen in Narben nicht vor.

69. Durch Narben werden Lymphgefäße unterbrochen, wodurch es zu Ödemen kommen kann, die durch manuelle Lymphdrainage beseitigt werden können. Außerdem wird die Neubildung von Lymphgefäßen angeregt.
Arbeiten Sie in Längsrichtung der Narbe, erreichen Sie eine Erweichung des Narbengewebes. Massieren Sie in Querrichtung, können Sie Verklebungen mit dem umliegenden Gewebe lösen.

70. Bei jüngeren Narben erreichen Sie ein Nachlassen des Spannungsgefühls und des Juckreizes. Die Narbe gleicht sich in Farbe und Konsistenz der Umgebung an.
Ältere Narben werden durch die manuelle Lymphdrainage elastischer.

71. Viele Schönheitschirurgen lassen die Haut vor einem Face-lifting mit manueller Lymphdrainage behandeln, weil sie wissen, daß eine Haut ohne Stauungen und Schlakkenstoffe mit der Operation besser fertig wird und rascher heilt.
Nach der Operation ist die manuelle Lymphdrainage ebenfalls sehr günstig, weil Stauungen und Blutergüsse im Operationsgebiet schneller verschwinden und der Heilungsprozeß unterstützt wird.

Erklärung der verwendeten Fachbegriffe

Allergie Eine abnorme Reaktion des Körpers auf Fremdstoffe, meist eine Überempfindlichkeit. Eine Allergie kann sich z. B. auf der Haut als Kontaktallergie äußern. Oder der Allergiker reagiert mit Heuschnupfen oder Asthma auf einen Auslöser (z. B. Gräserpollen). Im Extremfall kann eine Allergie sehr heftig verlaufen und bis zum Schock und sogar zum Tod führen.

Angulus Lymphknoten im Bereich des Kieferwinkels.

Antigen Substanz, auf die der Körper mit einer Immunantwort reagiert, indem er z. B. Antikörper bildet.

Antikörper Eiweißkörper, die der Organismus nach Kontakt mit einem Antigen (z. B. Bakterien, Viren, tierische Eiweiße) bildet, um das Antigen unschädlich zu machen.

Aorta Hauptschlagader, die das Blut aus der linken Herzkammer in den Körperkreislauf transportiert.

Arterien Schlagadern, die im großen Kreislauf sauerstoffreiches Blut zu den Organen und Geweben transportieren. Die Arterienwand ist aus drei Schichten aufgebaut und enthält reichlich glatte Muskulatur.

Arteriolen Kleine arterielle Blutgefäße, die sich in Kapillaren aufteilen.

Atemschulung Führt zu einer tiefen, regelmäßigen Atmung. Das verbessert den Rückfluß der Lymphe und unterstützt so die Wirkung der manuellen Lymphdrainage.

Atrophie Schwund von Zellen, Geweben oder Organen.

Atrophische Narben Im Vergleich zur umgebenden Haut »eingesunkene« Narben, z. B. bei Akne.

Bindegewebe Umhüllt und verbindet die Organe und kommt reichlich in der Haut vor. Das lockere Bindegewebe enthält Grundsubstanz, verschiedene Fasern und Zellen wie Fibrozyten und Fibroblasten.

Cellulite Vergrößerte und vermehrte Fettzellen drücken die Epidermis nach außen und führen so zur typischen Orangenhaut. Cellulite tritt an den Oberschenkeln, am Gesäß, Bauch und an den Oberarmen auf. Aufgrund der speziellen Eigenschaften des weiblichen Bindegewebes kommt Cellulite fast nur bei Frauen vor.

Chylus »Milchsaft«, Lymphe, die aus dem Darm stammt und milchig-trüb aussieht, weil sie viele Nahrungsfette enthält.

Diffusion Passiver Transportmechanismus, der auf der Eigenbewegung von Gasen oder gelösten Stoffen beruht.

Distal Körperfern, weiter von der Körpermitte entfernt liegend. Distal des Kniegelenks bedeutet unterhalb des Kniegelenks.

Drehgriff Grundgriff der manuellen Lymphdrainage, bei dem Daumen und Langfinger eine gleichsinnige Drehbewegung beschreiben.

Ductus Bedeutet »Gang«. Bezeichnung für die größten Lymphgefäße, z. B. Ductus thoracicus.

Ductus thoracicus »Milchbrustgang«, der größte Lymphstamm des Körpers, der vor der Wirbelsäule verläuft und hinter dem Schlüsselbein in den linken Venenwinkel mündet. Die Lymphe im Ductus thoracicus sieht milchig-trüb aus, weil sie aus dem Darm resorbierte Fette enthält.

Embolie Blutgerinnsel, die z.B. von einer Beinvenenthrombose stammen und mit dem Blutstrom wandern, können ein Blutgefäß verstopfen. Als Folge davon wird das Gewebe geschädigt, das von dem verstopften Gefäß nicht mehr mit Blut versorgt werden kann. Wenn beispielsweise bei einer Lungenembolie eine oder mehrere große Lungenarterien verstopft werden, kann das tödlich enden.

Endothel Innenschicht von Blut- und Lymphgefäßen, die aus Plattenepithelzellen besteht.

Entzündung Auf verschiedene Schädigungen wie Verletzung, Verbrennung, Krankheitserreger oder mechanischen Druck reagiert der Körper mit einer Entzündung. Ihre typischen Merkmale sind Rötung, Schwellung, Überwärmung, Schmerz und gestörte Organfunktion.

Erythrozyten Rote Blutkörperchen, die Sauerstoff und Kohlendioxid zwischen Lunge und Gewebe transportieren.

Fettgewebsproliferation Zunahme der Anzahl an Fettzellen, wenn sehr viel Fett mit der Nahrung zugeführt wird.

Fibroblasten Zellen im Bindegewebe, die Kollagen-, Retikulin- und elastische Fasern bilden. Fibroblasten sind die Vorstufen der Fibrozyten.

Fibrozyten Spindelzellen im Bindegewebe; Ruheform der Fibroblasten.

Filtration Zur Filtration kommt es, wenn zwischen den beiden Seiten einer Membran ein Druckunterschied herrscht. Flüssigkeit kann durch die Membran gepreßt (filtriert) werden, wenn sie wasserdurchlässig ist.

Grundsubstanz Wird von den Fibroblasten gebildet und ist Bestandteil des Bindegewebes. Grundsubstanz besteht aus Wasser, Eiweiß, Kohlenhydraten, Mineralien und anderen Stoffen.

Herzinsuffizienz Herzmuskelschwäche; das Herz ist nicht mehr in der Lage, genügend Blut in den Körperkreislauf zu pumpen oder das in den Venen zurückströmende Blut aufzunehmen.

Hämatom Bluterguß.

Homöostase Gleichgewicht, besonders das Gleichgewicht der physiologischen Körperfunktionen.

Immunsystem Abwehrsystem des Körpers, das Krankheitserreger und Schadstoffe erkennt und abwehrt bzw. den Körper gegenüber diesen Fremdstoffen unempfänglich macht.

Interstitium Raum zwischen den Körperzellen.

Intrazellulärraum Der Raum in den Körperzellen. Etwa drei Fünftel des Körperwassers sind im Intrazellulärraum enthalten.

Kapillaren »Haargefäße«; feinste Verzweigungen der Blutgefäße, die die Zellen mit Sauerstoff und Nährstoffen versorgen. Die Gefäßwand der Kapillaren ist durchlässig für Wasser und gelöste Stoffe.

Kaudal Nach dem unteren Körperende zu gelegen.

Keloide Wulstnarbe. Manche Menschen neigen zur Keloidbildung. Keloide sind schwer zu behandeln.

Klassische Massage Die klassische kosmetische Massage besteht aus einer Vielzahl von Griffen, die zur Muskelentspannung und verbesserten Hautdurchblutung führen. Im Gegensatz zur manuellen Lymphdrainage drainiert die klassische Massage das Gewebe nicht.

Kollektoren Größere Lymphgefäße mit paarig angeordneten Gefäßklappen, die den Rückfluß der Lymphflüssigkeit verhindern. Kollektoren bestehen aus vielen hintereinandergeschalteten Lymphangionen.

Kranial Kopfwärts gelegen.

Lateral Seitlich gelegen.

Leukozyten Weiße Blutkörperchen.

Linea nuchae Hinterhauptslinie.

Lymphe Lymphpflichtige Last (Flüssigkeit und verschiedene Stoffe), die sich in den Lymphgefäßen befindet.

Lymphangion Abschnitt der Lymphkollektoren. Ein Lymphangion reicht von einer Gefäßklappe zur nächsten.

Lymphkapillaren Kleinste Lymphgefäße, die wie offene Handschuhfinger im Gewebe liegen und Flüssigkeit und Partikel aufnehmen können.

Lymphknoten Lymphknoten sind bohnenförmige Gebilde, die in das Lymphgefäßsystem eingeschaltet sind und die Lymphflüssigkeit filtern und Lymphozyten bilden.

Lymphodynamisches Ödem Trotz eines normal funktionierenden Lymphsystems bleibt Flüssigkeit im Gewebe liegen, weil z. B. aufgrund einer Venenthrombose so viel Flüssigkeit ins Interstitium gelangt, daß das Lymphsystem den Abtransport nicht mehr bewältigen kann.

Lymphostatisches Ödem Flüssigkeitsansammlung im Gewebe aufgrund eines nicht funktionierenden Abtransports. Die Störung liegt im Lymphgefäßsystem (z. B. zu spärlich angelegte Lymphgefäße, Tumor etc.).

Lymphozyten Weiße Blutkörperchen, die Krankheitskeime abwehren.

Lymphpflichtige Last Flüssigkeit und Stoffe (z. B. Plasmaeiweiße, Fremdstoffe, langkettige Fettsäuren), die im Interstitium liegen und von den Lymphgefäßen abtransportiert werden müssen.

Medial In der Mitte liegend, der Mitte zu liegend.

Membran Zartes, dünnes Häutchen, das als Grenzfläche von Organen dient. Die Zellmembran umgibt jede menschliche Zelle und hält ihr inneres Milieu aufrecht.

Monozyten Sind die größten weißen Blutkörperchen im Blut. Sie zählen zu den Freßzellen, die Erreger, Gewebstrümmer und Schadstoffe aufnehmen und verdauen können.

Narben Bei entsprechend tiefen Verletzungen oder Entzündungen (z. B. Akne) heilt die Haut unter Narbenbildung ab. Narbengewebe besteht aus kollagenem Bindegewebe, das im Verlauf der Heilung schrumpft. Narben enthalten keine Haare, Talg- und Schweißdrüsen und unterscheiden sich in ihrer Pigmentierung oft von der umgebenden Haut.

Ödem Vermehrte Flüssigkeitsansammlung im Interstitium.

Okziput Hinterhaupt.

Onkotischer Sog Große Eiweißmoleküle des Blutes binden Wasser an sich, was verhindert, daß durch den Blutdruck in den Kapillaren zuviel Wasser ins Interstitium filtriert wird. Eiweißkörper üben also einen onkotischen Sog aus.

Osmose Von Osmose spricht man, wenn Lösungsmittel (z. B. Wasser) durch eine halbdurchlässige Membran in eine konzentriertere Lösung hinüberwandert, bis die Konzentrationsunterschiede ausgeglichen sind.

Parasympathikus Teil des vegetativen Nervensystems, der den Körper auf Ruhe und Aufbau einstimmt (Herzschlag verlangsamt sich, Blutdruck sinkt, Verdauungstätigkeit nimmt zu etc.).

Parotis Ohrspeicheldrüse, die vor dem Ohr liegt. Im Bereich der Parotis finden sich mehrere Lymphknoten.

Permeabel Durchlässig. So ist beispielsweise die Wand von Blutkapillaren permeabel für Wasser und Salze.

Plasma Blutflüssigkeit ohne Blutzellen.

Präaurikulär Vor dem Ohr liegend (z. B. präaurikuläre Lymphknoten).

Präkollektoren Lymphgefäße, die die Lymphe aus einem umschriebenen Bereich des Lymphkapillarnetzes aufnehmen und in größere Gefäße weiterleiten. Dienen der Lymphbildung und dem Lymphtransport.

Profundus Unter diesem Begriff faßt man drei große Sammellymphknoten-Ketten zusammen, die rechts und links am Hals liegen.

Proximal Körpernah, bzw. der Körpermitte zu gelegen. Proximal des Kniegelenks bedeutet oberhalb des Kniegelenks.

Quergriff Griffkombination aus Schöpfgriff und stehenden Kreisen.

Schöpfgriff Grundgriff der manuellen Lymphdrainage, bei dem Daumen und Langfinger einer Hand eine gegensinnige, schöpfende Drehbewegung durchführen.

Semipermeabel Halbdurchlässig. Eine Membran ist semipermeabel, wenn sie Lösungsmittel (Wasser), nicht aber gelöste Stoffe hindurchläßt.

Sicherheitsventilinsuffizienz Die Kombination aus lymphostatischem und lymphodynamischem Ödem.

Spezifische Abwehr Teil des Immunsystems. Zur spezifischen Abwehr gehören die B- und T-Lymphozyten und die vom Organismus gebildeten Antikörper gegen Fremdstoffe.

Stehende Kreise Grundgriff der manuellen Lymphdrainage. Mit einem oder mehreren Fingern wird die Haut kreisförmig verschoben und dabei sanfter Druck in Lymphabflußrichtung ausgeübt.

Sympathikus Teil des vegetativen Nervensystems, der uns in Kampfbereitschaft versetzt und die Organe zu größerer Leistungsfähigkeit antreibt (Herzschlag wird schneller, Reaktionsfähigkeit steigt etc.).

Terminus Die Einmündungsstelle des Lymphgefäßsystems in den venösen Kreislauf befindet sich im Bereich des rechten und linken Venenwinkels. Diese Venenwinkel, die in Höhe des Schlüsselbeines liegen, werden in der manuellen Lymphdrainage als Terminus bezeichnet.

Thrombozyten Blutplättchen, die für die Blutgerinnung eine wichtige Rolle spielen.

Truncus »Stamm«. Bezeichnung für die großen Lymphgefäße des Körpers. Z. B. Truncus lymphaticus dexter=rechter Lymphstamm.

Unspezifische Abwehr Teil des Immunsystems. Zur unspezifischen Abwehr tragen Freßzellen bei, die z. B. Krankheitserreger »schlukken«. Ebenso Killerzellen, die für die unspezifische Abwehr von Viren zuständig sind, sowie Interferone und Interleukine.

Vegetatives Nervensystem Autonomes (selbständiges) Nervensystem, das willentlich nicht zu beeinflussen ist und die Funktion der inneren Organe regelt. Das vegetative Nervensystem besteht aus den Gegenspielern Parasympathikus und Sympathikus.

Venen Dünnwandige Blutgefäße, die sauerstoffarmes und schlackenreiches Blut aus dem Körper zum Herzen zurückführen. Von dort gelangt das Blut in den Lungenkreislauf, wo es mit Sauerstoff angereichert wird.
Da Venen das Blut z.B. aus den Beinen gegen die Schwerkraft nach oben transportieren müssen, enthalten sie Klappen, die verhindern, daß das Blut zurückfließt.

Venenthrombose Blutgerinnsel in einer Vene (meist am Unterschenkel oder auch Oberschenkel), das an der Gefäßwand haftet. Lösen sich Teile des Gerinnsels ab, können sie Lungenarterien verstopfen (Embolie).

Venolen Aus Kapillaren hervorgehende kleinste venöse Blutgefäße. Venolen begleiten oft Arteriolen.

Wasserscheiden Aus jedem Körperabschnitt fließt die Lymphe in eine bestimmte Richtung ab. Man nennt die Gebiete mit einer bestimmten Abflußrichtung »Lymphterritorien«. Diese Territorien sind durch lymphgefäßärmere Gewebsbereiche, die man als Wasserscheiden bezeichnet, voneinander getrennt.

Literatur

Achenbach, R. K.: Der Haut-Ratgeber: Alles über Haut, Haare, Nägel. 3. Aufl. Trias, Stuttgart 1997

Bern von Rautenfeld, D., Lüdemann, W., Cornelsen, H.: Die peripheren Lymphgefäße – Eine Blackbox der anatomischen Ausbildung – Der Versuch eines Kataloges von Mindestanforderungen an Medizinstudenten. Lymphologica, Kagerer Kommunikation, Bonn 1997

Bildband, Unterrichtsmaterial für Manuelle Lymphdrainage und physikalische Ödemtherapie. Band 4, Asdonk Schule, Feldberg-Falkau 1996

Braun-Falco, O., Geiler, G., Jablonska, St.: Die Haut als Abwehrorgan. Wiss. Verlagsgesellschaft, Stuttgart 1991

Bringezu, G., Schreiner, O.: Die Therapieform Manuelle Lymphdrainage. 5. Aufl. Ebert, Lübeck 1997

Diestmann, J., Wenz, C.: Griffreihenfolgen und Behandlungsabläufe, Unterrichtsmaterial für Manuelle Lymphdrainage und physikalische Ödemtherapie. Band 1, 8. Aufl. Asdonk Schule, Feldberg-Falkau 1995

Eckstein, R. A.: BioKosmetik. Linde Eckstein GmbH, Oberasbach 1994

Földi, M., Kubik, S. (Hrsg.): Lehrbuch der Lymphologie. 3. Aufl. Gustav Fischer, Stuttgart 1993

Földi, M., Strößenreuther, R.: Grundlagen der manuellen Lymphdrainage. Gustav Fischer, Stuttgart 1996

Gerny, H.: Kosmetik + Dermatologie. Krausse & Pachernegg, Purkersdorf bei Wien 1996

Heim, N.: Produkte gegen die Cellulite. Beauty Forum 3 (1998) 74 ff.

Henke, S.: Die Manuelle Lymphdrinage in der Kosmetik. 2. Aufl. Kosmetik International Verlag, Baden-Baden 1994

Herpertz, U.: Indikationen für die Manuelle Lymphdrainage nach Vodder Asdonk und die physikalische Ödemtherapie nach Asdonk, Unterrichtsmaterial für Manuelle Lymphdrainage und physikalische Ödentherapie. Band 3, 6. Aufl. Asdonk Schule, Feldberg-Falkau 1995

Hutzschenreuther, P., Einfeldt, H., Besser, S.: Lymphologie für die Praxis. Hippokrates, Stuttgart 1991

Jung, E. G. (Hrsg.): Dermatologie. 3. Aufl. Hippokrates, Stuttgart 1995

Kahle, W.: Taschenatlas der Anatomie, Band 2: Innere Organe. 6. Aufl. Thieme, Stuttgart1991

Kasseroller, R.: Kompendium der Manuellen Lymphdrainage nach Dr. Vodder. Haug, Heidelberg 1996

Kerkhoff, Edith: Teamarbeit ist gefordert. Beauty Forum 3 (1997) 10 – 12

Knorz, S., Heimann, K.-D., Tiedjen, K. U.: Die Haut: Lymphatisches Transportorgan? Lymphologica, Kagerer Kommunikation, Bonn 1997

Kuhnke, E.: Vegetative Umstimmung durch Lymphdrainage. Kosmetik International 2 (1988) 26 – 28

Kuhnke, E., Asdonk, J., Bartetzko-Asdonk, C.: Anatomie und Physiologie, Unterrichtsmaterial für Manuelle Lymphdrainage und physikalische Ödemtherapie. Band 2. Asdonk Schule, Feldberg-Falkau 1995

Kurz, I.: Lehrbuch der Manuellen Lymphdrainage nach Dr. Vodder, Band 2: Therapie. 6. Aufl. Haug, Heidelberg 1994

Kurz, I.: Lehrbuch der Manuellen Lymphdrainage nach Dr. Vodder. Band 3: Krankheitslehre. 5. Aufl. Haug, Heidelberg 1995

Raab, W., Kindl, U.: Pflegekosmetik. Gustav Fischer, Frankfurt (Main) 1997

Schrammek-Drusio, C.: Schälkuren – medizinisch und kosmetisch. Kosmetische Praxis 5 (1997) 16ff.

Silbernagl, S., Despopoulos, A.: Taschenatlas der Physiologie. 4. Aufl. Thieme, Stuttgart 1991

Underberg, R.: Die Manuelle Lymphdrainage und die Klassische Massage. Kosmetik International 9 (1981) 18 – 20

Weissleder, H. Schuchhardt, C.: Erkrankungen des Lymphgefäßsystems. 2. Aufl. Kagerer Kommunikation, Bonn 1966

Wittlinger, H., Wittlinger, G.: Lehrbuch der Manuellen Lymphdrainage nach Dr. Vodder, Band 1: Grundlagen. 12. Aufl. Haug, Heidelberg 1996

Stichworte